# A Healthy life is a Happy life

**This book belongs to**

..........................................

# MY STATS WHEN I STARTED THIS HEART HEALTH JOURNAL

| TIME | BLOOD PRESSURE | | PULSE HEART RATE | WEIGHT | BLOOD SUGAR MEASUREMENTS (mg/dL) |
| --- | --- | --- | --- | --- | --- |
| | SYSTOLIC (UPPER) | DIASTOLIC (LOWER) | | | |
| __:__ AM | | | | | |
| __:__ AM | | | | | |
| __:__ PM | | | | | |
| __:__ PM | | | | | |

## STEPS I'M GOING TO TAKE FOR A PERFECT HEART HEALTH

1. _____
2. _____
3. _____
4. _____
5. _____
6. _____
7. _____
8. _____
9. _____

# MY FAVORITE MOTIVATIONAL QUOTE THAT INSPIRES ME ON THIS JOURNEY

_____
_____
_____
_____
_____
_____

## REASONS WHY I NEED TO FOCUS ON MY HEART HEALTH

1. _____
2. _____
3. _____
4. _____
5. _____
6. _____
7. _____
8. _____
9. _____

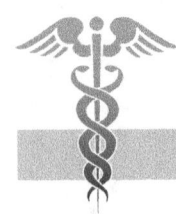 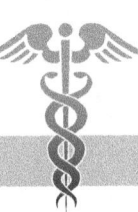

# MEDICAL APPOINTMENTS

| Date | Time | Doctor | Contact |
|---|---|---|---|
| **Reason for Visit** | | **Questions** | **Outcome** |
| | | | **Medication Prescribed** |
| **Notes** | | | **Treatment** |
| | | | **Follow up** |

| Date | Time | Doctor | Contact |
|---|---|---|---|
| **Reason for Visit** | | **Questions** | **Outcome** |
| | | | **Medication Prescribed** |
| **Notes** | | | **Treatment** |
| | | | **Follow up** |

| Date | Time | Doctor | Contact |
|---|---|---|---|
| **Reason for Visit** | | **Questions** | **Outcome** |
| | | | **Medication Prescribed** |
| **Notes** | | | **Treatment** |
| | | | **Follow up** |

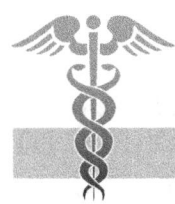 # MEDICAL APPOINTMENTS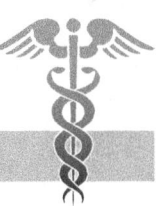

| Date | Time | Doctor | Contact |
|---|---|---|---|
| **Reason for Visit** | | **Questions** | **Outcome** |
| | | | **Medication Prescribed** |
| **Notes** | | | **Treatment** |
| | | | **Follow up** |

| Date | Time | Doctor | Contact |
|---|---|---|---|
| **Reason for Visit** | | **Questions** | **Outcome** |
| | | | **Medication Prescribed** |
| **Notes** | | | **Treatment** |
| | | | **Follow up** |

| Date | Time | Doctor | Contact |
|---|---|---|---|
| **Reason for Visit** | | **Questions** | **Outcome** |
| | | | **Medication Prescribed** |
| **Notes** | | | **Treatment** |
| | | | **Follow up** |

YEAR:  MONTH:  WEEK:

| | TIME | BLOOD PRESSURE | | PULSE HEART RATE | WEIGHT | BLOOD SUGAR MEASUREMENTS (mg/dL) |
| --- | --- | --- | --- | --- | --- | --- |
| | | SYSTOLIC (UPPER) | DIASTOLIC (LOWER) | | | |
| MONDAY | __:__ AM | | | | | |
| | __:__ AM | | | | | |
| | __:__ PM | | | | | |
| | __:__ PM | | | | | |

| | TIME | BLOOD PRESSURE | | PULSE HEART RATE | WEIGHT | BLOOD SUGAR MEASUREMENTS (mg/dL) |
| --- | --- | --- | --- | --- | --- | --- |
| | | SYSTOLIC (UPPER) | DIASTOLIC (LOWER) | | | |
| TUESDAY | __:__ AM | | | | | |
| | __:__ AM | | | | | |
| | __:__ PM | | | | | |
| | __:__ PM | | | | | |

| | TIME | BLOOD PRESSURE | | PULSE HEART RATE | WEIGHT | BLOOD SUGAR MEASUREMENTS (mg/dL) |
| --- | --- | --- | --- | --- | --- | --- |
| | | SYSTOLIC (UPPER) | DIASTOLIC (LOWER) | | | |
| WEDNESDAY | __:__ AM | | | | | |
| | __:__ AM | | | | | |
| | __:__ PM | | | | | |
| | __:__ PM | | | | | |

| | TIME | BLOOD PRESSURE | | PULSE HEART RATE | WEIGHT | BLOOD SUGAR MEASUREMENTS (mg/dL) |
| --- | --- | --- | --- | --- | --- | --- |
| | | SYSTOLIC (UPPER) | DIASTOLIC (LOWER) | | | |
| THURSDAY | __:__ AM | | | | | |
| | __:__ AM | | | | | |
| | __:__ PM | | | | | |
| | __:__ PM | | | | | |

YEAR:  MONTH:  WEEK:

| | TIME | BLOOD PRESSURE | | PULSE HEART RATE | WEIGHT | BLOOD SUGAR MEASUREMENTS (mg/dL) |
|---|---|---|---|---|---|---|
| | | SYSTOLIC (UPPER) | DIASTOLIC (LOWER) | | | |
| FRIDAY | __:__ AM | | | | | |
| | __:__ AM | | | | | |
| | __:__ PM | | | | | |
| | __:__ PM | | | | | |

| | TIME | BLOOD PRESSURE | | PULSE HEART RATE | WEIGHT | BLOOD SUGAR MEASUREMENTS (mg/dL) |
|---|---|---|---|---|---|---|
| | | SYSTOLIC (UPPER) | DIASTOLIC (LOWER) | | | |
| SATURDAY | __:__ AM | | | | | |
| | __:__ AM | | | | | |
| | __:__ PM | | | | | |
| | __:__ PM | | | | | |

| | TIME | BLOOD PRESSURE | | PULSE HEART RATE | WEIGHT | BLOOD SUGAR MEASUREMENTS (mg/dL) |
|---|---|---|---|---|---|---|
| | | SYSTOLIC (UPPER) | DIASTOLIC (LOWER) | | | |
| SUNDAY | __:__ AM | | | | | |
| | __:__ AM | | | | | |
| | __:__ PM | | | | | |
| | __:__ PM | | | | | |

**WEEKLY NOTES:**

_____
_____
_____
_____
_____

YEAR:                    MONTH:                    WEEK:

| | TIME | BLOOD PRESSURE | | PULSE HEART RATE | WEIGHT | BLOOD SUGAR MEASUREMENTS (mg/dL) |
| --- | --- | --- | --- | --- | --- | --- |
| | | SYSTOLIC (UPPER) | DIASTOLIC (LOWER) | | | |
| MONDAY | __:__ AM | | | | | |
| | __:__ AM | | | | | |
| | __:__ PM | | | | | |
| | __:__ PM | | | | | |

| | TIME | BLOOD PRESSURE | | PULSE HEART RATE | WEIGHT | BLOOD SUGAR MEASUREMENTS (mg/dL) |
| --- | --- | --- | --- | --- | --- | --- |
| | | SYSTOLIC (UPPER) | DIASTOLIC (LOWER) | | | |
| TUESDAY | __:__ AM | | | | | |
| | __:__ AM | | | | | |
| | __:__ PM | | | | | |
| | __:__ PM | | | | | |

| | TIME | BLOOD PRESSURE | | PULSE HEART RATE | WEIGHT | BLOOD SUGAR MEASUREMENTS (mg/dL) |
| --- | --- | --- | --- | --- | --- | --- |
| | | SYSTOLIC (UPPER) | DIASTOLIC (LOWER) | | | |
| WEDNESDAY | __:__ AM | | | | | |
| | __:__ AM | | | | | |
| | __:__ PM | | | | | |
| | __:__ PM | | | | | |

| | TIME | BLOOD PRESSURE | | PULSE HEART RATE | WEIGHT | BLOOD SUGAR MEASUREMENTS (mg/dL) |
| --- | --- | --- | --- | --- | --- | --- |
| | | SYSTOLIC (UPPER) | DIASTOLIC (LOWER) | | | |
| THURSDAY | __:__ AM | | | | | |
| | __:__ AM | | | | | |
| | __:__ PM | | | | | |
| | __:__ PM | | | | | |

YEAR:  MONTH:  WEEK:

| | TIME | BLOOD PRESSURE | | PULSE HEART RATE | WEIGHT | BLOOD SUGAR MEASUREMENTS (mg/dL) |
| --- | --- | --- | --- | --- | --- | --- |
| | | SYSTOLIC (UPPER) | DIASTOLIC (LOWER) | | | |
| FRIDAY | __:__ AM | | | | | |
| | __:__ AM | | | | | |
| | __:__ PM | | | | | |
| | __:__ PM | | | | | |

| | TIME | BLOOD PRESSURE | | PULSE HEART RATE | WEIGHT | BLOOD SUGAR MEASUREMENTS (mg/dL) |
| --- | --- | --- | --- | --- | --- | --- |
| | | SYSTOLIC (UPPER) | DIASTOLIC (LOWER) | | | |
| SATURDAY | __:__ AM | | | | | |
| | __:__ AM | | | | | |
| | __:__ PM | | | | | |
| | __:__ PM | | | | | |

| | TIME | BLOOD PRESSURE | | PULSE HEART RATE | WEIGHT | BLOOD SUGAR MEASUREMENTS (mg/dL) |
| --- | --- | --- | --- | --- | --- | --- |
| | | SYSTOLIC (UPPER) | DIASTOLIC (LOWER) | | | |
| SUNDAY | __:__ AM | | | | | |
| | __:__ AM | | | | | |
| | __:__ PM | | | | | |
| | __:__ PM | | | | | |

**WEEKLY NOTES:**

_____
_____
_____
_____
_____

YEAR:  MONTH:  WEEK:

## MONDAY

| TIME | BLOOD PRESSURE | | PULSE HEART RATE | WEIGHT | BLOOD SUGAR MEASUREMENTS (mg/dL) |
|---|---|---|---|---|---|
| | SYSTOLIC (UPPER) | DIASTOLIC (LOWER) | | | |
| __:__ AM | | | | | |
| __:__ AM | | | | | |
| __:__ PM | | | | | |
| __:__ PM | | | | | |

## TUESDAY

| TIME | BLOOD PRESSURE | | PULSE HEART RATE | WEIGHT | BLOOD SUGAR MEASUREMENTS (mg/dL) |
|---|---|---|---|---|---|
| | SYSTOLIC (UPPER) | DIASTOLIC (LOWER) | | | |
| __:__ AM | | | | | |
| __:__ AM | | | | | |
| __:__ PM | | | | | |
| __:__ PM | | | | | |

## WEDNESDAY

| TIME | BLOOD PRESSURE | | PULSE HEART RATE | WEIGHT | BLOOD SUGAR MEASUREMENTS (mg/dL) |
|---|---|---|---|---|---|
| | SYSTOLIC (UPPER) | DIASTOLIC (LOWER) | | | |
| __:__ AM | | | | | |
| __:__ AM | | | | | |
| __:__ PM | | | | | |
| __:__ PM | | | | | |

## THURSDAY

| TIME | BLOOD PRESSURE | | PULSE HEART RATE | WEIGHT | BLOOD SUGAR MEASUREMENTS (mg/dL) |
|---|---|---|---|---|---|
| | SYSTOLIC (UPPER) | DIASTOLIC (LOWER) | | | |
| __:__ AM | | | | | |
| __:__ AM | | | | | |
| __:__ PM | | | | | |
| __:__ PM | | | | | |

YEAR:                    MONTH:                    WEEK:

| | TIME | BLOOD PRESSURE | | PULSE HEART RATE | WEIGHT | BLOOD SUGAR MEASUREMENTS (mg/dL) |
|---|---|---|---|---|---|---|
| | | SYSTOLIC (UPPER) | DIASTOLIC (LOWER) | | | |
| **FRIDAY** | __:__ AM | | | | | |
| | __:__ AM | | | | | |
| | __:__ PM | | | | | |
| | __:__ PM | | | | | |

| | TIME | BLOOD PRESSURE | | PULSE HEART RATE | WEIGHT | BLOOD SUGAR MEASUREMENTS (mg/dL) |
|---|---|---|---|---|---|---|
| | | SYSTOLIC (UPPER) | DIASTOLIC (LOWER) | | | |
| **SATURDAY** | __:__ AM | | | | | |
| | __:__ AM | | | | | |
| | __:__ PM | | | | | |
| | __:__ PM | | | | | |

| | TIME | BLOOD PRESSURE | | PULSE HEART RATE | WEIGHT | BLOOD SUGAR MEASUREMENTS (mg/dL) |
|---|---|---|---|---|---|---|
| | | SYSTOLIC (UPPER) | DIASTOLIC (LOWER) | | | |
| **SUNDAY** | __:__ AM | | | | | |
| | __:__ AM | | | | | |
| | __:__ PM | | | | | |
| | __:__ PM | | | | | |

**WEEKLY NOTES:**

_____
_____
_____
_____
_____

YEAR:  MONTH:  WEEK:

| | TIME | BLOOD PRESSURE | | PULSE HEART RATE | WEIGHT | BLOOD SUGAR MEASUREMENTS (mg/dL) |
|---|---|---|---|---|---|---|
| | | SYSTOLIC (UPPER) | DIASTOLIC (LOWER) | | | |
| **MONDAY** | __:__ AM | | | | | |
| | __:__ AM | | | | | |
| | __:__ PM | | | | | |
| | __:__ PM | | | | | |

| | TIME | BLOOD PRESSURE | | PULSE HEART RATE | WEIGHT | BLOOD SUGAR MEASUREMENTS (mg/dL) |
|---|---|---|---|---|---|---|
| | | SYSTOLIC (UPPER) | DIASTOLIC (LOWER) | | | |
| **TUESDAY** | __:__ AM | | | | | |
| | __:__ AM | | | | | |
| | __:__ PM | | | | | |
| | __:__ PM | | | | | |

| | TIME | BLOOD PRESSURE | | PULSE HEART RATE | WEIGHT | BLOOD SUGAR MEASUREMENTS (mg/dL) |
|---|---|---|---|---|---|---|
| | | SYSTOLIC (UPPER) | DIASTOLIC (LOWER) | | | |
| **WEDNESDAY** | __:__ AM | | | | | |
| | __:__ AM | | | | | |
| | __:__ PM | | | | | |
| | __:__ PM | | | | | |

| | TIME | BLOOD PRESSURE | | PULSE HEART RATE | WEIGHT | BLOOD SUGAR MEASUREMENTS (mg/dL) |
|---|---|---|---|---|---|---|
| | | SYSTOLIC (UPPER) | DIASTOLIC (LOWER) | | | |
| **THURSDAY** | __:__ AM | | | | | |
| | __:__ AM | | | | | |
| | __:__ PM | | | | | |
| | __:__ PM | | | | | |

YEAR:	MONTH:	WEEK:

| | TIME | BLOOD PRESSURE | | PULSE HEART RATE | WEIGHT | BLOOD SUGAR MEASUREMENTS (mg/dL) |
| --- | --- | --- | --- | --- | --- | --- |
| | | SYSTOLIC (UPPER) | DIASTOLIC (LOWER) | | | |
| FRIDAY | __:__ AM | | | | | |
| | __:__ AM | | | | | |
| | __:__ PM | | | | | |
| | __:__ PM | | | | | |

| | TIME | BLOOD PRESSURE | | PULSE HEART RATE | WEIGHT | BLOOD SUGAR MEASUREMENTS (mg/dL) |
| --- | --- | --- | --- | --- | --- | --- |
| | | SYSTOLIC (UPPER) | DIASTOLIC (LOWER) | | | |
| SATURDAY | __:__ AM | | | | | |
| | __:__ AM | | | | | |
| | __:__ PM | | | | | |
| | __:__ PM | | | | | |

| | TIME | BLOOD PRESSURE | | PULSE HEART RATE | WEIGHT | BLOOD SUGAR MEASUREMENTS (mg/dL) |
| --- | --- | --- | --- | --- | --- | --- |
| | | SYSTOLIC (UPPER) | DIASTOLIC (LOWER) | | | |
| SUNDAY | __:__ AM | | | | | |
| | __:__ AM | | | | | |
| | __:__ PM | | | | | |
| | __:__ PM | | | | | |

**WEEKLY NOTES:**

_____
_____
_____
_____
_____

YEAR:                    MONTH:                    WEEK:

| | TIME | BLOOD PRESSURE | | PULSE HEART RATE | WEIGHT | BLOOD SUGAR MEASUREMENTS (mg/dL) |
| --- | --- | --- | --- | --- | --- | --- |
| | | SYSTOLIC (UPPER) | DIASTOLIC (LOWER) | | | |
| MONDAY | __:__ AM | | | | | |
| | __:__ AM | | | | | |
| | __:__ PM | | | | | |
| | __:__ PM | | | | | |

| | TIME | BLOOD PRESSURE | | PULSE HEART RATE | WEIGHT | BLOOD SUGAR MEASUREMENTS (mg/dL) |
| --- | --- | --- | --- | --- | --- | --- |
| | | SYSTOLIC (UPPER) | DIASTOLIC (LOWER) | | | |
| TUESDAY | __:__ AM | | | | | |
| | __:__ AM | | | | | |
| | __:__ PM | | | | | |
| | __:__ PM | | | | | |

| | TIME | BLOOD PRESSURE | | PULSE HEART RATE | WEIGHT | BLOOD SUGAR MEASUREMENTS (mg/dL) |
| --- | --- | --- | --- | --- | --- | --- |
| | | SYSTOLIC (UPPER) | DIASTOLIC (LOWER) | | | |
| WEDNESDAY | __:__ AM | | | | | |
| | __:__ AM | | | | | |
| | __:__ PM | | | | | |
| | __:__ PM | | | | | |

| | TIME | BLOOD PRESSURE | | PULSE HEART RATE | WEIGHT | BLOOD SUGAR MEASUREMENTS (mg/dL) |
| --- | --- | --- | --- | --- | --- | --- |
| | | SYSTOLIC (UPPER) | DIASTOLIC (LOWER) | | | |
| THURSDAY | __:__ AM | | | | | |
| | __:__ AM | | | | | |
| | __:__ PM | | | | | |
| | __:__ PM | | | | | |

YEAR:　　　　　　　　　MONTH:　　　　　　　　　WEEK:

### FRIDAY

| TIME | BLOOD PRESSURE | | PULSE HEART RATE | WEIGHT | BLOOD SUGAR MEASUREMENTS (mg/dL) |
|---|---|---|---|---|---|
| | SYSTOLIC (UPPER) | DIASTOLIC (LOWER) | | | |
| __:__ AM | | | | | |
| __:__ AM | | | | | |
| __:__ PM | | | | | |
| __:__ PM | | | | | |

### SATURDAY

| TIME | BLOOD PRESSURE | | PULSE HEART RATE | WEIGHT | BLOOD SUGAR MEASUREMENTS (mg/dL) |
|---|---|---|---|---|---|
| | SYSTOLIC (UPPER) | DIASTOLIC (LOWER) | | | |
| __:__ AM | | | | | |
| __:__ AM | | | | | |
| __:__ PM | | | | | |
| __:__ PM | | | | | |

### SUNDAY

| TIME | BLOOD PRESSURE | | PULSE HEART RATE | WEIGHT | BLOOD SUGAR MEASUREMENTS (mg/dL) |
|---|---|---|---|---|---|
| | SYSTOLIC (UPPER) | DIASTOLIC (LOWER) | | | |
| __:__ AM | | | | | |
| __:__ AM | | | | | |
| __:__ PM | | | | | |
| __:__ PM | | | | | |

**WEEKLY NOTES:**

_____
_____
_____
_____
_____

YEAR:                    MONTH:                    WEEK:

| | TIME | BLOOD PRESSURE | | PULSE HEART RATE | WEIGHT | BLOOD SUGAR MEASUREMENTS (mg/dL) |
| --- | --- | --- | --- | --- | --- | --- |
| | | SYSTOLIC (UPPER) | DIASTOLIC (LOWER) | | | |
| **MONDAY** | __:__ AM | | | | | |
| | __:__ AM | | | | | |
| | __:__ PM | | | | | |
| | __:__ PM | | | | | |

| | TIME | BLOOD PRESSURE | | PULSE HEART RATE | WEIGHT | BLOOD SUGAR MEASUREMENTS (mg/dL) |
| --- | --- | --- | --- | --- | --- | --- |
| | | SYSTOLIC (UPPER) | DIASTOLIC (LOWER) | | | |
| **TUESDAY** | __:__ AM | | | | | |
| | __:__ AM | | | | | |
| | __:__ PM | | | | | |
| | __:__ PM | | | | | |

| | TIME | BLOOD PRESSURE | | PULSE HEART RATE | WEIGHT | BLOOD SUGAR MEASUREMENTS (mg/dL) |
| --- | --- | --- | --- | --- | --- | --- |
| | | SYSTOLIC (UPPER) | DIASTOLIC (LOWER) | | | |
| **WEDNESDAY** | __:__ AM | | | | | |
| | __:__ AM | | | | | |
| | __:__ PM | | | | | |
| | __:__ PM | | | | | |

| | TIME | BLOOD PRESSURE | | PULSE HEART RATE | WEIGHT | BLOOD SUGAR MEASUREMENTS (mg/dL) |
| --- | --- | --- | --- | --- | --- | --- |
| | | SYSTOLIC (UPPER) | DIASTOLIC (LOWER) | | | |
| **THURSDAY** | __:__ AM | | | | | |
| | __:__ AM | | | | | |
| | __:__ PM | | | | | |
| | __:__ PM | | | | | |

YEAR:  MONTH:  WEEK:

| | TIME | BLOOD PRESSURE | | PULSE HEART RATE | WEIGHT | BLOOD SUGAR MEASUREMENTS (mg/dL) |
|---|---|---|---|---|---|---|
| | | SYSTOLIC (UPPER) | DIASTOLIC (LOWER) | | | |
| FRIDAY | __:__ AM | | | | | |
| | __:__ AM | | | | | |
| | __:__ PM | | | | | |
| | __:__ PM | | | | | |

| | TIME | BLOOD PRESSURE | | PULSE HEART RATE | WEIGHT | BLOOD SUGAR MEASUREMENTS (mg/dL) |
|---|---|---|---|---|---|---|
| | | SYSTOLIC (UPPER) | DIASTOLIC (LOWER) | | | |
| SATURDAY | __:__ AM | | | | | |
| | __:__ AM | | | | | |
| | __:__ PM | | | | | |
| | __:__ PM | | | | | |

| | TIME | BLOOD PRESSURE | | PULSE HEART RATE | WEIGHT | BLOOD SUGAR MEASUREMENTS (mg/dL) |
|---|---|---|---|---|---|---|
| | | SYSTOLIC (UPPER) | DIASTOLIC (LOWER) | | | |
| SUNDAY | __:__ AM | | | | | |
| | __:__ AM | | | | | |
| | __:__ PM | | | | | |
| | __:__ PM | | | | | |

**WEEKLY NOTES:**

_____
_____
_____
_____

YEAR: MONTH: WEEK:

| | TIME | BLOOD PRESSURE | | PULSE HEART RATE | WEIGHT | BLOOD SUGAR MEASUREMENTS (mg/dL) |
|---|---|---|---|---|---|---|
| | | SYSTOLIC (UPPER) | DIASTOLIC (LOWER) | | | |
| MONDAY | __:__ AM | | | | | |
| | __:__ AM | | | | | |
| | __:__ PM | | | | | |
| | __:__ PM | | | | | |

| | TIME | BLOOD PRESSURE | | PULSE HEART RATE | WEIGHT | BLOOD SUGAR MEASUREMENTS (mg/dL) |
|---|---|---|---|---|---|---|
| | | SYSTOLIC (UPPER) | DIASTOLIC (LOWER) | | | |
| TUESDAY | __:__ AM | | | | | |
| | __:__ AM | | | | | |
| | __:__ PM | | | | | |
| | __:__ PM | | | | | |

| | TIME | BLOOD PRESSURE | | PULSE HEART RATE | WEIGHT | BLOOD SUGAR MEASUREMENTS (mg/dL) |
|---|---|---|---|---|---|---|
| | | SYSTOLIC (UPPER) | DIASTOLIC (LOWER) | | | |
| WEDNESDAY | __:__ AM | | | | | |
| | __:__ AM | | | | | |
| | __:__ PM | | | | | |
| | __:__ PM | | | | | |

| | TIME | BLOOD PRESSURE | | PULSE HEART RATE | WEIGHT | BLOOD SUGAR MEASUREMENTS (mg/dL) |
|---|---|---|---|---|---|---|
| | | SYSTOLIC (UPPER) | DIASTOLIC (LOWER) | | | |
| THURSDAY | __:__ AM | | | | | |
| | __:__ AM | | | | | |
| | __:__ PM | | | | | |
| | __:__ PM | | | | | |

YEAR:  MONTH:  WEEK:

| | TIME | BLOOD PRESSURE | | PULSE HEART RATE | WEIGHT | BLOOD SUGAR MEASUREMENTS (mg/dL) |
| --- | --- | --- | --- | --- | --- | --- |
| | | SYSTOLIC (UPPER) | DIASTOLIC (LOWER) | | | |
| FRIDAY | __:__ AM | | | | | |
| | __:__ AM | | | | | |
| | __:__ PM | | | | | |
| | __:__ PM | | | | | |

| | TIME | BLOOD PRESSURE | | PULSE HEART RATE | WEIGHT | BLOOD SUGAR MEASUREMENTS (mg/dL) |
| --- | --- | --- | --- | --- | --- | --- |
| | | SYSTOLIC (UPPER) | DIASTOLIC (LOWER) | | | |
| SATURDAY | __:__ AM | | | | | |
| | __:__ AM | | | | | |
| | __:__ PM | | | | | |
| | __:__ PM | | | | | |

| | TIME | BLOOD PRESSURE | | PULSE HEART RATE | WEIGHT | BLOOD SUGAR MEASUREMENTS (mg/dL) |
| --- | --- | --- | --- | --- | --- | --- |
| | | SYSTOLIC (UPPER) | DIASTOLIC (LOWER) | | | |
| SUNDAY | __:__ AM | | | | | |
| | __:__ AM | | | | | |
| | __:__ PM | | | | | |
| | __:__ PM | | | | | |

**WEEKLY NOTES:**

_____

_____

_____

_____

_____

YEAR:  MONTH:  WEEK:

| | TIME | BLOOD PRESSURE | | PULSE HEART RATE | WEIGHT | BLOOD SUGAR MEASUREMENTS (mg/dL) |
| | | SYSTOLIC (UPPER) | DIASTOLIC (LOWER) | | | |
|---|---|---|---|---|---|---|
| MONDAY | __:__ AM | | | | | |
| | __:__ AM | | | | | |
| | __:__ PM | | | | | |
| | __:__ PM | | | | | |

| | TIME | BLOOD PRESSURE | | PULSE HEART RATE | WEIGHT | BLOOD SUGAR MEASUREMENTS (mg/dL) |
| | | SYSTOLIC (UPPER) | DIASTOLIC (LOWER) | | | |
|---|---|---|---|---|---|---|
| TUESDAY | __:__ AM | | | | | |
| | __:__ AM | | | | | |
| | __:__ PM | | | | | |
| | __:__ PM | | | | | |

| | TIME | BLOOD PRESSURE | | PULSE HEART RATE | WEIGHT | BLOOD SUGAR MEASUREMENTS (mg/dL) |
| | | SYSTOLIC (UPPER) | DIASTOLIC (LOWER) | | | |
|---|---|---|---|---|---|---|
| WEDNESDAY | __:__ AM | | | | | |
| | __:__ AM | | | | | |
| | __:__ PM | | | | | |
| | __:__ PM | | | | | |

| | TIME | BLOOD PRESSURE | | PULSE HEART RATE | WEIGHT | BLOOD SUGAR MEASUREMENTS (mg/dL) |
| | | SYSTOLIC (UPPER) | DIASTOLIC (LOWER) | | | |
|---|---|---|---|---|---|---|
| THURSDAY | __:__ AM | | | | | |
| | __:__ AM | | | | | |
| | __:__ PM | | | | | |
| | __:__ PM | | | | | |

YEAR:  MONTH:  WEEK:

| | TIME | BLOOD PRESSURE | | PULSE HEART RATE | WEIGHT | BLOOD SUGAR MEASUREMENTS (mg/dL) |
|---|---|---|---|---|---|---|
| | | SYSTOLIC (UPPER) | DIASTOLIC (LOWER) | | | |
| FRIDAY | __:__ AM | | | | | |
| | __:__ AM | | | | | |
| | __:__ PM | | | | | |
| | __:__ PM | | | | | |

| | TIME | BLOOD PRESSURE | | PULSE HEART RATE | WEIGHT | BLOOD SUGAR MEASUREMENTS (mg/dL) |
|---|---|---|---|---|---|---|
| | | SYSTOLIC (UPPER) | DIASTOLIC (LOWER) | | | |
| SATURDAY | __:__ AM | | | | | |
| | __:__ AM | | | | | |
| | __:__ PM | | | | | |
| | __:__ PM | | | | | |

| | TIME | BLOOD PRESSURE | | PULSE HEART RATE | WEIGHT | BLOOD SUGAR MEASUREMENTS (mg/dL) |
|---|---|---|---|---|---|---|
| | | SYSTOLIC (UPPER) | DIASTOLIC (LOWER) | | | |
| SUNDAY | __:__ AM | | | | | |
| | __:__ AM | | | | | |
| | __:__ PM | | | | | |
| | __:__ PM | | | | | |

**WEEKLY NOTES:**

_____
_____
_____
_____
_____

YEAR:                MONTH:                WEEK:

| | TIME | BLOOD PRESSURE | | PULSE HEART RATE | WEIGHT | BLOOD SUGAR MEASUREMENTS (mg/dL) |
|---|---|---|---|---|---|---|
| | | SYSTOLIC (UPPER) | DIASTOLIC (LOWER) | | | |
| **MONDAY** | __:__ AM | | | | | |
| | __:__ AM | | | | | |
| | __:__ PM | | | | | |
| | __:__ PM | | | | | |

| | TIME | BLOOD PRESSURE | | PULSE HEART RATE | WEIGHT | BLOOD SUGAR MEASUREMENTS (mg/dL) |
|---|---|---|---|---|---|---|
| | | SYSTOLIC (UPPER) | DIASTOLIC (LOWER) | | | |
| **TUESDAY** | __:__ AM | | | | | |
| | __:__ AM | | | | | |
| | __:__ PM | | | | | |
| | __:__ PM | | | | | |

| | TIME | BLOOD PRESSURE | | PULSE HEART RATE | WEIGHT | BLOOD SUGAR MEASUREMENTS (mg/dL) |
|---|---|---|---|---|---|---|
| | | SYSTOLIC (UPPER) | DIASTOLIC (LOWER) | | | |
| **WEDNESDAY** | __:__ AM | | | | | |
| | __:__ AM | | | | | |
| | __:__ PM | | | | | |
| | __:__ PM | | | | | |

| | TIME | BLOOD PRESSURE | | PULSE HEART RATE | WEIGHT | BLOOD SUGAR MEASUREMENTS (mg/dL) |
|---|---|---|---|---|---|---|
| | | SYSTOLIC (UPPER) | DIASTOLIC (LOWER) | | | |
| **THURSDAY** | __:__ AM | | | | | |
| | __:__ AM | | | | | |
| | __:__ PM | | | | | |
| | __:__ PM | | | | | |

YEAR:  MONTH:  WEEK:

| | TIME | BLOOD PRESSURE | | PULSE HEART RATE | WEIGHT | BLOOD SUGAR MEASUREMENTS (mg/dL) |
| --- | --- | --- | --- | --- | --- | --- |
| | | SYSTOLIC (UPPER) | DIASTOLIC (LOWER) | | | |
| FRIDAY | __:__ AM | | | | | |
| | __:__ AM | | | | | |
| | __:__ PM | | | | | |
| | __:__ PM | | | | | |

| | TIME | BLOOD PRESSURE | | PULSE HEART RATE | WEIGHT | BLOOD SUGAR MEASUREMENTS (mg/dL) |
| --- | --- | --- | --- | --- | --- | --- |
| | | SYSTOLIC (UPPER) | DIASTOLIC (LOWER) | | | |
| SATURDAY | __:__ AM | | | | | |
| | __:__ AM | | | | | |
| | __:__ PM | | | | | |
| | __:__ PM | | | | | |

| | TIME | BLOOD PRESSURE | | PULSE HEART RATE | WEIGHT | BLOOD SUGAR MEASUREMENTS (mg/dL) |
| --- | --- | --- | --- | --- | --- | --- |
| | | SYSTOLIC (UPPER) | DIASTOLIC (LOWER) | | | |
| SUNDAY | __:__ AM | | | | | |
| | __:__ AM | | | | | |
| | __:__ PM | | | | | |
| | __:__ PM | | | | | |

**WEEKLY NOTES:**

_____

_____

_____

_____

YEAR:                    MONTH:                    WEEK:

| | TIME | BLOOD PRESSURE | | PULSE HEART RATE | WEIGHT | BLOOD SUGAR MEASUREMENTS (mg/dL) |
|---|---|---|---|---|---|---|
| | | SYSTOLIC (UPPER) | DIASTOLIC (LOWER) | | | |
| MONDAY | __:__ AM | | | | | |
| | __:__ AM | | | | | |
| | __:__ PM | | | | | |
| | __:__ PM | | | | | |

| | TIME | BLOOD PRESSURE | | PULSE HEART RATE | WEIGHT | BLOOD SUGAR MEASUREMENTS (mg/dL) |
|---|---|---|---|---|---|---|
| | | SYSTOLIC (UPPER) | DIASTOLIC (LOWER) | | | |
| TUESDAY | __:__ AM | | | | | |
| | __:__ AM | | | | | |
| | __:__ PM | | | | | |
| | __:__ PM | | | | | |

| | TIME | BLOOD PRESSURE | | PULSE HEART RATE | WEIGHT | BLOOD SUGAR MEASUREMENTS (mg/dL) |
|---|---|---|---|---|---|---|
| | | SYSTOLIC (UPPER) | DIASTOLIC (LOWER) | | | |
| WEDNESDAY | __:__ AM | | | | | |
| | __:__ AM | | | | | |
| | __:__ PM | | | | | |
| | __:__ PM | | | | | |

| | TIME | BLOOD PRESSURE | | PULSE HEART RATE | WEIGHT | BLOOD SUGAR MEASUREMENTS (mg/dL) |
|---|---|---|---|---|---|---|
| | | SYSTOLIC (UPPER) | DIASTOLIC (LOWER) | | | |
| THURSDAY | __:__ AM | | | | | |
| | __:__ AM | | | | | |
| | __:__ PM | | | | | |
| | __:__ PM | | | | | |

YEAR:　　　　　　　　MONTH:　　　　　　　　WEEK:

| | TIME | BLOOD PRESSURE | | PULSE HEART RATE | WEIGHT | BLOOD SUGAR MEASUREMENTS (mg/dL) |
|---|---|---|---|---|---|---|
| | | SYSTOLIC (UPPER) | DIASTOLIC (LOWER) | | | |
| FRIDAY | __:__ AM | | | | | |
| | __:__ AM | | | | | |
| | __:__ PM | | | | | |
| | __:__ PM | | | | | |

| | TIME | BLOOD PRESSURE | | PULSE HEART RATE | WEIGHT | BLOOD SUGAR MEASUREMENTS (mg/dL) |
|---|---|---|---|---|---|---|
| | | SYSTOLIC (UPPER) | DIASTOLIC (LOWER) | | | |
| SATURDAY | __:__ AM | | | | | |
| | __:__ AM | | | | | |
| | __:__ PM | | | | | |
| | __:__ PM | | | | | |

| | TIME | BLOOD PRESSURE | | PULSE HEART RATE | WEIGHT | BLOOD SUGAR MEASUREMENTS (mg/dL) |
|---|---|---|---|---|---|---|
| | | SYSTOLIC (UPPER) | DIASTOLIC (LOWER) | | | |
| SUNDAY | __:__ AM | | | | | |
| | __:__ AM | | | | | |
| | __:__ PM | | | | | |
| | __:__ PM | | | | | |

**WEEKLY NOTES:**

_____
_____
_____
_____
_____

YEAR:  MONTH:  WEEK:

| | TIME | BLOOD PRESSURE | | PULSE HEART RATE | WEIGHT | BLOOD SUGAR MEASUREMENTS (mg/dL) |
| --- | --- | --- | --- | --- | --- | --- |
| | | SYSTOLIC (UPPER) | DIASTOLIC (LOWER) | | | |
| MONDAY | __:__ AM | | | | | |
| | __:__ AM | | | | | |
| | __:__ PM | | | | | |
| | __:__ PM | | | | | |

| | TIME | BLOOD PRESSURE | | PULSE HEART RATE | WEIGHT | BLOOD SUGAR MEASUREMENTS (mg/dL) |
| --- | --- | --- | --- | --- | --- | --- |
| | | SYSTOLIC (UPPER) | DIASTOLIC (LOWER) | | | |
| TUESDAY | __:__ AM | | | | | |
| | __:__ AM | | | | | |
| | __:__ PM | | | | | |
| | __:__ PM | | | | | |

| | TIME | BLOOD PRESSURE | | PULSE HEART RATE | WEIGHT | BLOOD SUGAR MEASUREMENTS (mg/dL) |
| --- | --- | --- | --- | --- | --- | --- |
| | | SYSTOLIC (UPPER) | DIASTOLIC (LOWER) | | | |
| WEDNESDAY | __:__ AM | | | | | |
| | __:__ AM | | | | | |
| | __:__ PM | | | | | |
| | __:__ PM | | | | | |

| | TIME | BLOOD PRESSURE | | PULSE HEART RATE | WEIGHT | BLOOD SUGAR MEASUREMENTS (mg/dL) |
| --- | --- | --- | --- | --- | --- | --- |
| | | SYSTOLIC (UPPER) | DIASTOLIC (LOWER) | | | |
| THURSDAY | __:__ AM | | | | | |
| | __:__ AM | | | | | |
| | __:__ PM | | | | | |
| | __:__ PM | | | | | |

YEAR:                    MONTH:                    WEEK:

| | TIME | BLOOD PRESSURE | | PULSE HEART RATE | WEIGHT | BLOOD SUGAR MEASUREMENTS (mg/dL) |
| --- | --- | --- | --- | --- | --- | --- |
| | | SYSTOLIC (UPPER) | DIASTOLIC (LOWER) | | | |
| FRIDAY | __:__ AM | | | | | |
| | __:__ AM | | | | | |
| | __:__ PM | | | | | |
| | __:__ PM | | | | | |

| | TIME | BLOOD PRESSURE | | PULSE HEART RATE | WEIGHT | BLOOD SUGAR MEASUREMENTS (mg/dL) |
| --- | --- | --- | --- | --- | --- | --- |
| | | SYSTOLIC (UPPER) | DIASTOLIC (LOWER) | | | |
| SATURDAY | __:__ AM | | | | | |
| | __:__ AM | | | | | |
| | __:__ PM | | | | | |
| | __:__ PM | | | | | |

| | TIME | BLOOD PRESSURE | | PULSE HEART RATE | WEIGHT | BLOOD SUGAR MEASUREMENTS (mg/dL) |
| --- | --- | --- | --- | --- | --- | --- |
| | | SYSTOLIC (UPPER) | DIASTOLIC (LOWER) | | | |
| SUNDAY | __:__ AM | | | | | |
| | __:__ AM | | | | | |
| | __:__ PM | | | | | |
| | __:__ PM | | | | | |

**WEEKLY NOTES:**

_____
_____
_____
_____
_____

YEAR:  MONTH:  WEEK:

| | TIME | BLOOD PRESSURE | | PULSE HEART RATE | WEIGHT | BLOOD SUGAR MEASUREMENTS (mg/dL) |
|---|---|---|---|---|---|---|
| | | SYSTOLIC (UPPER) | DIASTOLIC (LOWER) | | | |
| MONDAY | __:__ AM | | | | | |
| | __:__ AM | | | | | |
| | __:__ PM | | | | | |
| | __:__ PM | | | | | |

| | TIME | BLOOD PRESSURE | | PULSE HEART RATE | WEIGHT | BLOOD SUGAR MEASUREMENTS (mg/dL) |
|---|---|---|---|---|---|---|
| | | SYSTOLIC (UPPER) | DIASTOLIC (LOWER) | | | |
| TUESDAY | __:__ AM | | | | | |
| | __:__ AM | | | | | |
| | __:__ PM | | | | | |
| | __:__ PM | | | | | |

| | TIME | BLOOD PRESSURE | | PULSE HEART RATE | WEIGHT | BLOOD SUGAR MEASUREMENTS (mg/dL) |
|---|---|---|---|---|---|---|
| | | SYSTOLIC (UPPER) | DIASTOLIC (LOWER) | | | |
| WEDNESDAY | __:__ AM | | | | | |
| | __:__ AM | | | | | |
| | __:__ PM | | | | | |
| | __:__ PM | | | | | |

| | TIME | BLOOD PRESSURE | | PULSE HEART RATE | WEIGHT | BLOOD SUGAR MEASUREMENTS (mg/dL) |
|---|---|---|---|---|---|---|
| | | SYSTOLIC (UPPER) | DIASTOLIC (LOWER) | | | |
| THURSDAY | __:__ AM | | | | | |
| | __:__ AM | | | | | |
| | __:__ PM | | | | | |
| | __:__ PM | | | | | |

YEAR:　　　　　　　　MONTH:　　　　　　　　WEEK:

| | TIME | BLOOD PRESSURE | | PULSE HEART RATE | WEIGHT | BLOOD SUGAR MEASUREMENTS (mg/dL) |
|---|---|---|---|---|---|---|
| | | SYSTOLIC (UPPER) | DIASTOLIC (LOWER) | | | |
| FRIDAY | __:__ AM | | | | | |
| | __:__ AM | | | | | |
| | __:__ PM | | | | | |
| | __:__ PM | | | | | |

| | TIME | BLOOD PRESSURE | | PULSE HEART RATE | WEIGHT | BLOOD SUGAR MEASUREMENTS (mg/dL) |
|---|---|---|---|---|---|---|
| | | SYSTOLIC (UPPER) | DIASTOLIC (LOWER) | | | |
| SATURDAY | __:__ AM | | | | | |
| | __:__ AM | | | | | |
| | __:__ PM | | | | | |
| | __:__ PM | | | | | |

| | TIME | BLOOD PRESSURE | | PULSE HEART RATE | WEIGHT | BLOOD SUGAR MEASUREMENTS (mg/dL) |
|---|---|---|---|---|---|---|
| | | SYSTOLIC (UPPER) | DIASTOLIC (LOWER) | | | |
| SUNDAY | __:__ AM | | | | | |
| | __:__ AM | | | | | |
| | __:__ PM | | | | | |
| | __:__ PM | | | | | |

**WEEKLY NOTES:**

_____
_____
_____
_____
_____

YEAR:　　　　　　　　　MONTH:　　　　　　　　　WEEK:

| | TIME | BLOOD PRESSURE | | PULSE HEART RATE | WEIGHT | BLOOD SUGAR MEASUREMENTS (mg/dL) |
|---|---|---|---|---|---|---|
| | | SYSTOLIC (UPPER) | DIASTOLIC (LOWER) | | | |
| **MONDAY** | __:__ AM | | | | | |
| | __:__ AM | | | | | |
| | __:__ PM | | | | | |
| | __:__ PM | | | | | |

| | TIME | BLOOD PRESSURE | | PULSE HEART RATE | WEIGHT | BLOOD SUGAR MEASUREMENTS (mg/dL) |
|---|---|---|---|---|---|---|
| | | SYSTOLIC (UPPER) | DIASTOLIC (LOWER) | | | |
| **TUESDAY** | __:__ AM | | | | | |
| | __:__ AM | | | | | |
| | __:__ PM | | | | | |
| | __:__ PM | | | | | |

| | TIME | BLOOD PRESSURE | | PULSE HEART RATE | WEIGHT | BLOOD SUGAR MEASUREMENTS (mg/dL) |
|---|---|---|---|---|---|---|
| | | SYSTOLIC (UPPER) | DIASTOLIC (LOWER) | | | |
| **WEDNESDAY** | __:__ AM | | | | | |
| | __:__ AM | | | | | |
| | __:__ PM | | | | | |
| | __:__ PM | | | | | |

| | TIME | BLOOD PRESSURE | | PULSE HEART RATE | WEIGHT | BLOOD SUGAR MEASUREMENTS (mg/dL) |
|---|---|---|---|---|---|---|
| | | SYSTOLIC (UPPER) | DIASTOLIC (LOWER) | | | |
| **THURSDAY** | __:__ AM | | | | | |
| | __:__ AM | | | | | |
| | __:__ PM | | | | | |
| | __:__ PM | | | | | |

YEAR:  MONTH:  WEEK:

| | TIME | BLOOD PRESSURE | | PULSE HEART RATE | WEIGHT | BLOOD SUGAR MEASUREMENTS (mg/dL) |
|---|---|---|---|---|---|---|
| | | SYSTOLIC (UPPER) | DIASTOLIC (LOWER) | | | |
| **FRIDAY** | __:__ AM | | | | | |
| | __:__ AM | | | | | |
| | __:__ PM | | | | | |
| | __:__ PM | | | | | |

| | TIME | BLOOD PRESSURE | | PULSE HEART RATE | WEIGHT | BLOOD SUGAR MEASUREMENTS (mg/dL) |
|---|---|---|---|---|---|---|
| | | SYSTOLIC (UPPER) | DIASTOLIC (LOWER) | | | |
| **SATURDAY** | __:__ AM | | | | | |
| | __:__ AM | | | | | |
| | __:__ PM | | | | | |
| | __:__ PM | | | | | |

| | TIME | BLOOD PRESSURE | | PULSE HEART RATE | WEIGHT | BLOOD SUGAR MEASUREMENTS (mg/dL) |
|---|---|---|---|---|---|---|
| | | SYSTOLIC (UPPER) | DIASTOLIC (LOWER) | | | |
| **SUNDAY** | __:__ AM | | | | | |
| | __:__ AM | | | | | |
| | __:__ PM | | | | | |
| | __:__ PM | | | | | |

**WEEKLY NOTES:**

_____
_____
_____
_____
_____

YEAR:					MONTH:					WEEK:

| | TIME | BLOOD PRESSURE | | PULSE HEART RATE | WEIGHT | BLOOD SUGAR MEASUREMENTS (mg/dL) |
| --- | --- | --- | --- | --- | --- | --- |
| | | SYSTOLIC (UPPER) | DIASTOLIC (LOWER) | | | |
| MONDAY | __:__ AM | | | | | |
| | __:__ AM | | | | | |
| | __:__ PM | | | | | |
| | __:__ PM | | | | | |

| | TIME | BLOOD PRESSURE | | PULSE HEART RATE | WEIGHT | BLOOD SUGAR MEASUREMENTS (mg/dL) |
| --- | --- | --- | --- | --- | --- | --- |
| | | SYSTOLIC (UPPER) | DIASTOLIC (LOWER) | | | |
| TUESDAY | __:__ AM | | | | | |
| | __:__ AM | | | | | |
| | __:__ PM | | | | | |
| | __:__ PM | | | | | |

| | TIME | BLOOD PRESSURE | | PULSE HEART RATE | WEIGHT | BLOOD SUGAR MEASUREMENTS (mg/dL) |
| --- | --- | --- | --- | --- | --- | --- |
| | | SYSTOLIC (UPPER) | DIASTOLIC (LOWER) | | | |
| WEDNESDAY | __:__ AM | | | | | |
| | __:__ AM | | | | | |
| | __:__ PM | | | | | |
| | __:__ PM | | | | | |

| | TIME | BLOOD PRESSURE | | PULSE HEART RATE | WEIGHT | BLOOD SUGAR MEASUREMENTS (mg/dL) |
| --- | --- | --- | --- | --- | --- | --- |
| | | SYSTOLIC (UPPER) | DIASTOLIC (LOWER) | | | |
| THURSDAY | __:__ AM | | | | | |
| | __:__ AM | | | | | |
| | __:__ PM | | | | | |
| | __:__ PM | | | | | |

YEAR:                    MONTH:                    WEEK:

| | TIME | BLOOD PRESSURE | | PULSE HEART RATE | WEIGHT | BLOOD SUGAR MEASUREMENTS (mg/dL) |
| --- | --- | --- | --- | --- | --- | --- |
| | | SYSTOLIC (UPPER) | DIASTOLIC (LOWER) | | | |
| FRIDAY | __:__ AM | | | | | |
| | __:__ AM | | | | | |
| | __:__ PM | | | | | |
| | __:__ PM | | | | | |

| | TIME | BLOOD PRESSURE | | PULSE HEART RATE | WEIGHT | BLOOD SUGAR MEASUREMENTS (mg/dL) |
| --- | --- | --- | --- | --- | --- | --- |
| | | SYSTOLIC (UPPER) | DIASTOLIC (LOWER) | | | |
| SATURDAY | __:__ AM | | | | | |
| | __:__ AM | | | | | |
| | __:__ PM | | | | | |
| | __:__ PM | | | | | |

| | TIME | BLOOD PRESSURE | | PULSE HEART RATE | WEIGHT | BLOOD SUGAR MEASUREMENTS (mg/dL) |
| --- | --- | --- | --- | --- | --- | --- |
| | | SYSTOLIC (UPPER) | DIASTOLIC (LOWER) | | | |
| SUNDAY | __:__ AM | | | | | |
| | __:__ AM | | | | | |
| | __:__ PM | | | | | |
| | __:__ PM | | | | | |

**WEEKLY NOTES:**

_____
_____
_____
_____
_____

YEAR:                                   MONTH:                                   WEEK:

| | TIME | BLOOD PRESSURE | | PULSE HEART RATE | WEIGHT | BLOOD SUGAR MEASUREMENTS (mg/dL) |
|---|---|---|---|---|---|---|
| | | SYSTOLIC (UPPER) | DIASTOLIC (LOWER) | | | |
| MONDAY | __:__ AM | | | | | |
| | __:__ AM | | | | | |
| | __:__ PM | | | | | |
| | __:__ PM | | | | | |

| | TIME | BLOOD PRESSURE | | PULSE HEART RATE | WEIGHT | BLOOD SUGAR MEASUREMENTS (mg/dL) |
|---|---|---|---|---|---|---|
| | | SYSTOLIC (UPPER) | DIASTOLIC (LOWER) | | | |
| TUESDAY | __:__ AM | | | | | |
| | __:__ AM | | | | | |
| | __:__ PM | | | | | |
| | __:__ PM | | | | | |

| | TIME | BLOOD PRESSURE | | PULSE HEART RATE | WEIGHT | BLOOD SUGAR MEASUREMENTS (mg/dL) |
|---|---|---|---|---|---|---|
| | | SYSTOLIC (UPPER) | DIASTOLIC (LOWER) | | | |
| WEDNESDAY | __:__ AM | | | | | |
| | __:__ AM | | | | | |
| | __:__ PM | | | | | |
| | __:__ PM | | | | | |

| | TIME | BLOOD PRESSURE | | PULSE HEART RATE | WEIGHT | BLOOD SUGAR MEASUREMENTS (mg/dL) |
|---|---|---|---|---|---|---|
| | | SYSTOLIC (UPPER) | DIASTOLIC (LOWER) | | | |
| THURSDAY | __:__ AM | | | | | |
| | __:__ AM | | | | | |
| | __:__ PM | | | | | |
| | __:__ PM | | | | | |

YEAR:  MONTH:  WEEK:

| | TIME | BLOOD PRESSURE | | PULSE HEART RATE | WEIGHT | BLOOD SUGAR MEASUREMENTS (mg/dL) |
|---|---|---|---|---|---|---|
| | | SYSTOLIC (UPPER) | DIASTOLIC (LOWER) | | | |
| FRIDAY | __:__ AM | | | | | |
| | __:__ AM | | | | | |
| | __:__ PM | | | | | |
| | __:__ PM | | | | | |

| | TIME | BLOOD PRESSURE | | PULSE HEART RATE | WEIGHT | BLOOD SUGAR MEASUREMENTS (mg/dL) |
|---|---|---|---|---|---|---|
| | | SYSTOLIC (UPPER) | DIASTOLIC (LOWER) | | | |
| SATURDAY | __:__ AM | | | | | |
| | __:__ AM | | | | | |
| | __:__ PM | | | | | |
| | __:__ PM | | | | | |

| | TIME | BLOOD PRESSURE | | PULSE HEART RATE | WEIGHT | BLOOD SUGAR MEASUREMENTS (mg/dL) |
|---|---|---|---|---|---|---|
| | | SYSTOLIC (UPPER) | DIASTOLIC (LOWER) | | | |
| SUNDAY | __:__ AM | | | | | |
| | __:__ AM | | | | | |
| | __:__ PM | | | | | |
| | __:__ PM | | | | | |

**WEEKLY NOTES:**

_____
_____
_____
_____
_____

YEAR:                                MONTH:                                WEEK:

| | TIME | BLOOD PRESSURE | | PULSE HEART RATE | WEIGHT | BLOOD SUGAR MEASUREMENTS (mg/dL) |
|---|---|---|---|---|---|---|
| | | SYSTOLIC (UPPER) | DIASTOLIC (LOWER) | | | |
| MONDAY | __:__ AM | | | | | |
| | __:__ AM | | | | | |
| | __:__ PM | | | | | |
| | __:__ PM | | | | | |

| | TIME | BLOOD PRESSURE | | PULSE HEART RATE | WEIGHT | BLOOD SUGAR MEASUREMENTS (mg/dL) |
|---|---|---|---|---|---|---|
| | | SYSTOLIC (UPPER) | DIASTOLIC (LOWER) | | | |
| TUESDAY | __:__ AM | | | | | |
| | __:__ AM | | | | | |
| | __:__ PM | | | | | |
| | __:__ PM | | | | | |

| | TIME | BLOOD PRESSURE | | PULSE HEART RATE | WEIGHT | BLOOD SUGAR MEASUREMENTS (mg/dL) |
|---|---|---|---|---|---|---|
| | | SYSTOLIC (UPPER) | DIASTOLIC (LOWER) | | | |
| WEDNESDAY | __:__ AM | | | | | |
| | __:__ AM | | | | | |
| | __:__ PM | | | | | |
| | __:__ PM | | | | | |

| | TIME | BLOOD PRESSURE | | PULSE HEART RATE | WEIGHT | BLOOD SUGAR MEASUREMENTS (mg/dL) |
|---|---|---|---|---|---|---|
| | | SYSTOLIC (UPPER) | DIASTOLIC (LOWER) | | | |
| THURSDAY | __:__ AM | | | | | |
| | __:__ AM | | | | | |
| | __:__ PM | | | | | |
| | __:__ PM | | | | | |

YEAR:  MONTH:  WEEK:

| | TIME | BLOOD PRESSURE | | PULSE HEART RATE | WEIGHT | BLOOD SUGAR MEASUREMENTS (mg/dL) |
|---|---|---|---|---|---|---|
| | | SYSTOLIC (UPPER) | DIASTOLIC (LOWER) | | | |
| FRIDAY | __:__ AM | | | | | |
| | __:__ AM | | | | | |
| | __:__ PM | | | | | |
| | __:__ PM | | | | | |

| | TIME | BLOOD PRESSURE | | PULSE HEART RATE | WEIGHT | BLOOD SUGAR MEASUREMENTS (mg/dL) |
|---|---|---|---|---|---|---|
| | | SYSTOLIC (UPPER) | DIASTOLIC (LOWER) | | | |
| SATURDAY | __:__ AM | | | | | |
| | __:__ AM | | | | | |
| | __:__ PM | | | | | |
| | __:__ PM | | | | | |

| | TIME | BLOOD PRESSURE | | PULSE HEART RATE | WEIGHT | BLOOD SUGAR MEASUREMENTS (mg/dL) |
|---|---|---|---|---|---|---|
| | | SYSTOLIC (UPPER) | DIASTOLIC (LOWER) | | | |
| SUNDAY | __:__ AM | | | | | |
| | __:__ AM | | | | | |
| | __:__ PM | | | | | |
| | __:__ PM | | | | | |

**WEEKLY NOTES:**

_____
_____
_____
_____
_____

YEAR:  MONTH:  WEEK:

| | TIME | BLOOD PRESSURE | | PULSE HEART RATE | WEIGHT | BLOOD SUGAR MEASUREMENTS (mg/dL) |
|---|---|---|---|---|---|---|
| | | SYSTOLIC (UPPER) | DIASTOLIC (LOWER) | | | |
| MONDAY | __:__ AM | | | | | |
| | __:__ AM | | | | | |
| | __:__ PM | | | | | |
| | __:__ PM | | | | | |

| | TIME | BLOOD PRESSURE | | PULSE HEART RATE | WEIGHT | BLOOD SUGAR MEASUREMENTS (mg/dL) |
|---|---|---|---|---|---|---|
| | | SYSTOLIC (UPPER) | DIASTOLIC (LOWER) | | | |
| TUESDAY | __:__ AM | | | | | |
| | __:__ AM | | | | | |
| | __:__ PM | | | | | |
| | __:__ PM | | | | | |

| | TIME | BLOOD PRESSURE | | PULSE HEART RATE | WEIGHT | BLOOD SUGAR MEASUREMENTS (mg/dL) |
|---|---|---|---|---|---|---|
| | | SYSTOLIC (UPPER) | DIASTOLIC (LOWER) | | | |
| WEDNESDAY | __:__ AM | | | | | |
| | __:__ AM | | | | | |
| | __:__ PM | | | | | |
| | __:__ PM | | | | | |

| | TIME | BLOOD PRESSURE | | PULSE HEART RATE | WEIGHT | BLOOD SUGAR MEASUREMENTS (mg/dL) |
|---|---|---|---|---|---|---|
| | | SYSTOLIC (UPPER) | DIASTOLIC (LOWER) | | | |
| THURSDAY | __:__ AM | | | | | |
| | __:__ AM | | | | | |
| | __:__ PM | | | | | |
| | __:__ PM | | | | | |

YEAR:  MONTH:  WEEK:

| | TIME | BLOOD PRESSURE | | PULSE HEART RATE | WEIGHT | BLOOD SUGAR MEASUREMENTS (mg/dL) |
| --- | --- | --- | --- | --- | --- | --- |
| | | SYSTOLIC (UPPER) | DIASTOLIC (LOWER) | | | |
| FRIDAY | __:__ AM | | | | | |
| | __:__ AM | | | | | |
| | __:__ PM | | | | | |
| | __:__ PM | | | | | |

| | TIME | BLOOD PRESSURE | | PULSE HEART RATE | WEIGHT | BLOOD SUGAR MEASUREMENTS (mg/dL) |
| --- | --- | --- | --- | --- | --- | --- |
| | | SYSTOLIC (UPPER) | DIASTOLIC (LOWER) | | | |
| SATURDAY | __:__ AM | | | | | |
| | __:__ AM | | | | | |
| | __:__ PM | | | | | |
| | __:__ PM | | | | | |

| | TIME | BLOOD PRESSURE | | PULSE HEART RATE | WEIGHT | BLOOD SUGAR MEASUREMENTS (mg/dL) |
| --- | --- | --- | --- | --- | --- | --- |
| | | SYSTOLIC (UPPER) | DIASTOLIC (LOWER) | | | |
| SUNDAY | __:__ AM | | | | | |
| | __:__ AM | | | | | |
| | __:__ PM | | | | | |
| | __:__ PM | | | | | |

**WEEKLY NOTES:**

_____

_____

_____

_____

_____

YEAR:  MONTH:  WEEK:

| | TIME | BLOOD PRESSURE | | PULSE HEART RATE | WEIGHT | BLOOD SUGAR MEASUREMENTS (mg/dL) |
| --- | --- | --- | --- | --- | --- | --- |
| | | SYSTOLIC (UPPER) | DIASTOLIC (LOWER) | | | |
| MONDAY | __:__ AM | | | | | |
| | __:__ AM | | | | | |
| | __:__ PM | | | | | |
| | __:__ PM | | | | | |

| | TIME | BLOOD PRESSURE | | PULSE HEART RATE | WEIGHT | BLOOD SUGAR MEASUREMENTS (mg/dL) |
| --- | --- | --- | --- | --- | --- | --- |
| | | SYSTOLIC (UPPER) | DIASTOLIC (LOWER) | | | |
| TUESDAY | __:__ AM | | | | | |
| | __:__ AM | | | | | |
| | __:__ PM | | | | | |
| | __:__ PM | | | | | |

| | TIME | BLOOD PRESSURE | | PULSE HEART RATE | WEIGHT | BLOOD SUGAR MEASUREMENTS (mg/dL) |
| --- | --- | --- | --- | --- | --- | --- |
| | | SYSTOLIC (UPPER) | DIASTOLIC (LOWER) | | | |
| WEDNESDAY | __:__ AM | | | | | |
| | __:__ AM | | | | | |
| | __:__ PM | | | | | |
| | __:__ PM | | | | | |

| | TIME | BLOOD PRESSURE | | PULSE HEART RATE | WEIGHT | BLOOD SUGAR MEASUREMENTS (mg/dL) |
| --- | --- | --- | --- | --- | --- | --- |
| | | SYSTOLIC (UPPER) | DIASTOLIC (LOWER) | | | |
| THURSDAY | __:__ AM | | | | | |
| | __:__ AM | | | | | |
| | __:__ PM | | | | | |
| | __:__ PM | | | | | |

YEAR:                    MONTH:                    WEEK:

| | TIME | BLOOD PRESSURE | | PULSE HEART RATE | WEIGHT | BLOOD SUGAR MEASUREMENTS (mg/dL) |
|---|---|---|---|---|---|---|
| | | SYSTOLIC (UPPER) | DIASTOLIC (LOWER) | | | |
| FRIDAY | __:__ AM | | | | | |
| | __:__ AM | | | | | |
| | __:__ PM | | | | | |
| | __:__ PM | | | | | |

| | TIME | BLOOD PRESSURE | | PULSE HEART RATE | WEIGHT | BLOOD SUGAR MEASUREMENTS (mg/dL) |
|---|---|---|---|---|---|---|
| | | SYSTOLIC (UPPER) | DIASTOLIC (LOWER) | | | |
| SATURDAY | __:__ AM | | | | | |
| | __:__ AM | | | | | |
| | __:__ PM | | | | | |
| | __:__ PM | | | | | |

| | TIME | BLOOD PRESSURE | | PULSE HEART RATE | WEIGHT | BLOOD SUGAR MEASUREMENTS (mg/dL) |
|---|---|---|---|---|---|---|
| | | SYSTOLIC (UPPER) | DIASTOLIC (LOWER) | | | |
| SUNDAY | __:__ AM | | | | | |
| | __:__ AM | | | | | |
| | __:__ PM | | | | | |
| | __:__ PM | | | | | |

**WEEKLY NOTES:**

_____
_____
_____
_____
_____

YEAR:  MONTH:  WEEK:

| | TIME | BLOOD PRESSURE | | PULSE HEART RATE | WEIGHT | BLOOD SUGAR MEASUREMENTS (mg/dL) |
|---|---|---|---|---|---|---|
| | | SYSTOLIC (UPPER) | DIASTOLIC (LOWER) | | | |
| **MONDAY** | __:__ AM | | | | | |
| | __:__ AM | | | | | |
| | __:__ PM | | | | | |
| | __:__ PM | | | | | |

| | TIME | BLOOD PRESSURE | | PULSE HEART RATE | WEIGHT | BLOOD SUGAR MEASUREMENTS (mg/dL) |
|---|---|---|---|---|---|---|
| | | SYSTOLIC (UPPER) | DIASTOLIC (LOWER) | | | |
| **TUESDAY** | __:__ AM | | | | | |
| | __:__ AM | | | | | |
| | __:__ PM | | | | | |
| | __:__ PM | | | | | |

| | TIME | BLOOD PRESSURE | | PULSE HEART RATE | WEIGHT | BLOOD SUGAR MEASUREMENTS (mg/dL) |
|---|---|---|---|---|---|---|
| | | SYSTOLIC (UPPER) | DIASTOLIC (LOWER) | | | |
| **WEDNESDAY** | __:__ AM | | | | | |
| | __:__ AM | | | | | |
| | __:__ PM | | | | | |
| | __:__ PM | | | | | |

| | TIME | BLOOD PRESSURE | | PULSE HEART RATE | WEIGHT | BLOOD SUGAR MEASUREMENTS (mg/dL) |
|---|---|---|---|---|---|---|
| | | SYSTOLIC (UPPER) | DIASTOLIC (LOWER) | | | |
| **THURSDAY** | __:__ AM | | | | | |
| | __:__ AM | | | | | |
| | __:__ PM | | | | | |
| | __:__ PM | | | | | |

YEAR:  MONTH:  WEEK:

| | TIME | BLOOD PRESSURE | | PULSE HEART RATE | WEIGHT | BLOOD SUGAR MEASUREMENTS (mg/dL) |
|---|---|---|---|---|---|---|
| | | SYSTOLIC (UPPER) | DIASTOLIC (LOWER) | | | |
| FRIDAY | __:__ AM | | | | | |
| | __:__ AM | | | | | |
| | __:__ PM | | | | | |
| | __:__ PM | | | | | |

| | TIME | BLOOD PRESSURE | | PULSE HEART RATE | WEIGHT | BLOOD SUGAR MEASUREMENTS (mg/dL) |
|---|---|---|---|---|---|---|
| | | SYSTOLIC (UPPER) | DIASTOLIC (LOWER) | | | |
| SATURDAY | __:__ AM | | | | | |
| | __:__ AM | | | | | |
| | __:__ PM | | | | | |
| | __:__ PM | | | | | |

| | TIME | BLOOD PRESSURE | | PULSE HEART RATE | WEIGHT | BLOOD SUGAR MEASUREMENTS (mg/dL) |
|---|---|---|---|---|---|---|
| | | SYSTOLIC (UPPER) | DIASTOLIC (LOWER) | | | |
| SUNDAY | __:__ AM | | | | | |
| | __:__ AM | | | | | |
| | __:__ PM | | | | | |
| | __:__ PM | | | | | |

**WEEKLY NOTES:**

_____

_____

_____

_____

_____

YEAR:  MONTH:  WEEK:

| | TIME | BLOOD PRESSURE | | PULSE HEART RATE | WEIGHT | BLOOD SUGAR MEASUREMENTS (mg/dL) |
|---|---|---|---|---|---|---|
| | | SYSTOLIC (UPPER) | DIASTOLIC (LOWER) | | | |
| MONDAY | __:__ AM | | | | | |
| | __:__ AM | | | | | |
| | __:__ PM | | | | | |
| | __:__ PM | | | | | |

| | TIME | BLOOD PRESSURE | | PULSE HEART RATE | WEIGHT | BLOOD SUGAR MEASUREMENTS (mg/dL) |
|---|---|---|---|---|---|---|
| | | SYSTOLIC (UPPER) | DIASTOLIC (LOWER) | | | |
| TUESDAY | __:__ AM | | | | | |
| | __:__ AM | | | | | |
| | __:__ PM | | | | | |
| | __:__ PM | | | | | |

| | TIME | BLOOD PRESSURE | | PULSE HEART RATE | WEIGHT | BLOOD SUGAR MEASUREMENTS (mg/dL) |
|---|---|---|---|---|---|---|
| | | SYSTOLIC (UPPER) | DIASTOLIC (LOWER) | | | |
| WEDNESDAY | __:__ AM | | | | | |
| | __:__ AM | | | | | |
| | __:__ PM | | | | | |
| | __:__ PM | | | | | |

| | TIME | BLOOD PRESSURE | | PULSE HEART RATE | WEIGHT | BLOOD SUGAR MEASUREMENTS (mg/dL) |
|---|---|---|---|---|---|---|
| | | SYSTOLIC (UPPER) | DIASTOLIC (LOWER) | | | |
| THURSDAY | __:__ AM | | | | | |
| | __:__ AM | | | | | |
| | __:__ PM | | | | | |
| | __:__ PM | | | | | |

YEAR:                    MONTH:                    WEEK:

| | TIME | BLOOD PRESSURE | | PULSE HEART RATE | WEIGHT | BLOOD SUGAR MEASUREMENTS (mg/dL) |
| --- | --- | --- | --- | --- | --- | --- |
| | | SYSTOLIC (UPPER) | DIASTOLIC (LOWER) | | | |
| FRIDAY | __:__ AM | | | | | |
| | __:__ AM | | | | | |
| | __:__ PM | | | | | |
| | __:__ PM | | | | | |

| | TIME | BLOOD PRESSURE | | PULSE HEART RATE | WEIGHT | BLOOD SUGAR MEASUREMENTS (mg/dL) |
| --- | --- | --- | --- | --- | --- | --- |
| | | SYSTOLIC (UPPER) | DIASTOLIC (LOWER) | | | |
| SATURDAY | __:__ AM | | | | | |
| | __:__ AM | | | | | |
| | __:__ PM | | | | | |
| | __:__ PM | | | | | |

| | TIME | BLOOD PRESSURE | | PULSE HEART RATE | WEIGHT | BLOOD SUGAR MEASUREMENTS (mg/dL) |
| --- | --- | --- | --- | --- | --- | --- |
| | | SYSTOLIC (UPPER) | DIASTOLIC (LOWER) | | | |
| SUNDAY | __:__ AM | | | | | |
| | __:__ AM | | | | | |
| | __:__ PM | | | | | |
| | __:__ PM | | | | | |

**WEEKLY NOTES:**

_____
_____
_____
_____
_____

YEAR:   MONTH:   WEEK:

| | TIME | BLOOD PRESSURE | | PULSE HEART RATE | WEIGHT | BLOOD SUGAR MEASUREMENTS (mg/dL) |
| --- | --- | --- | --- | --- | --- | --- |
| | | SYSTOLIC (UPPER) | DIASTOLIC (LOWER) | | | |
| MONDAY | __:__ AM | | | | | |
| | __:__ AM | | | | | |
| | __:__ PM | | | | | |
| | __:__ PM | | | | | |

| | TIME | BLOOD PRESSURE | | PULSE HEART RATE | WEIGHT | BLOOD SUGAR MEASUREMENTS (mg/dL) |
| --- | --- | --- | --- | --- | --- | --- |
| | | SYSTOLIC (UPPER) | DIASTOLIC (LOWER) | | | |
| TUESDAY | __:__ AM | | | | | |
| | __:__ AM | | | | | |
| | __:__ PM | | | | | |
| | __:__ PM | | | | | |

| | TIME | BLOOD PRESSURE | | PULSE HEART RATE | WEIGHT | BLOOD SUGAR MEASUREMENTS (mg/dL) |
| --- | --- | --- | --- | --- | --- | --- |
| | | SYSTOLIC (UPPER) | DIASTOLIC (LOWER) | | | |
| WEDNESDAY | __:__ AM | | | | | |
| | __:__ AM | | | | | |
| | __:__ PM | | | | | |
| | __:__ PM | | | | | |

| | TIME | BLOOD PRESSURE | | PULSE HEART RATE | WEIGHT | BLOOD SUGAR MEASUREMENTS (mg/dL) |
| --- | --- | --- | --- | --- | --- | --- |
| | | SYSTOLIC (UPPER) | DIASTOLIC (LOWER) | | | |
| THURSDAY | __:__ AM | | | | | |
| | __:__ AM | | | | | |
| | __:__ PM | | | | | |
| | __:__ PM | | | | | |

YEAR:  MONTH:  WEEK:

| | TIME | BLOOD PRESSURE | | PULSE HEART RATE | WEIGHT | BLOOD SUGAR MEASUREMENTS (mg/dL) |
|---|---|---|---|---|---|---|
| | | SYSTOLIC (UPPER) | DIASTOLIC (LOWER) | | | |
| FRIDAY | __:__ AM | | | | | |
| | __:__ AM | | | | | |
| | __:__ PM | | | | | |
| | __:__ PM | | | | | |

| | TIME | BLOOD PRESSURE | | PULSE HEART RATE | WEIGHT | BLOOD SUGAR MEASUREMENTS (mg/dL) |
|---|---|---|---|---|---|---|
| | | SYSTOLIC (UPPER) | DIASTOLIC (LOWER) | | | |
| SATURDAY | __:__ AM | | | | | |
| | __:__ AM | | | | | |
| | __:__ PM | | | | | |
| | __:__ PM | | | | | |

| | TIME | BLOOD PRESSURE | | PULSE HEART RATE | WEIGHT | BLOOD SUGAR MEASUREMENTS (mg/dL) |
|---|---|---|---|---|---|---|
| | | SYSTOLIC (UPPER) | DIASTOLIC (LOWER) | | | |
| SUNDAY | __:__ AM | | | | | |
| | __:__ AM | | | | | |
| | __:__ PM | | | | | |
| | __:__ PM | | | | | |

**WEEKLY NOTES:**

_____

_____

_____

_____

_____

YEAR:   MONTH:   WEEK:

| | TIME | BLOOD PRESSURE | | PULSE HEART RATE | WEIGHT | BLOOD SUGAR MEASUREMENTS (mg/dL) |
|---|---|---|---|---|---|---|
| | | SYSTOLIC (UPPER) | DIASTOLIC (LOWER) | | | |
| **MONDAY** | __:__ AM | | | | | |
| | __:__ AM | | | | | |
| | __:__ PM | | | | | |
| | __:__ PM | | | | | |

| | TIME | BLOOD PRESSURE | | PULSE HEART RATE | WEIGHT | BLOOD SUGAR MEASUREMENTS (mg/dL) |
|---|---|---|---|---|---|---|
| | | SYSTOLIC (UPPER) | DIASTOLIC (LOWER) | | | |
| **TUESDAY** | __:__ AM | | | | | |
| | __:__ AM | | | | | |
| | __:__ PM | | | | | |
| | __:__ PM | | | | | |

| | TIME | BLOOD PRESSURE | | PULSE HEART RATE | WEIGHT | BLOOD SUGAR MEASUREMENTS (mg/dL) |
|---|---|---|---|---|---|---|
| | | SYSTOLIC (UPPER) | DIASTOLIC (LOWER) | | | |
| **WEDNESDAY** | __:__ AM | | | | | |
| | __:__ AM | | | | | |
| | __:__ PM | | | | | |
| | __:__ PM | | | | | |

| | TIME | BLOOD PRESSURE | | PULSE HEART RATE | WEIGHT | BLOOD SUGAR MEASUREMENTS (mg/dL) |
|---|---|---|---|---|---|---|
| | | SYSTOLIC (UPPER) | DIASTOLIC (LOWER) | | | |
| **THURSDAY** | __:__ AM | | | | | |
| | __:__ AM | | | | | |
| | __:__ PM | | | | | |
| | __:__ PM | | | | | |

YEAR:　　　　　　　　　MONTH:　　　　　　　　　WEEK:

| | TIME | BLOOD PRESSURE | | PULSE HEART RATE | WEIGHT | BLOOD SUGAR MEASUREMENTS (mg/dL) |
|---|---|---|---|---|---|---|
| | | SYSTOLIC (UPPER) | DIASTOLIC (LOWER) | | | |
| FRIDAY | __:__ AM | | | | | |
| | __:__ AM | | | | | |
| | __:__ PM | | | | | |
| | __:__ PM | | | | | |

| | TIME | BLOOD PRESSURE | | PULSE HEART RATE | WEIGHT | BLOOD SUGAR MEASUREMENTS (mg/dL) |
|---|---|---|---|---|---|---|
| | | SYSTOLIC (UPPER) | DIASTOLIC (LOWER) | | | |
| SATURDAY | __:__ AM | | | | | |
| | __:__ AM | | | | | |
| | __:__ PM | | | | | |
| | __:__ PM | | | | | |

| | TIME | BLOOD PRESSURE | | PULSE HEART RATE | WEIGHT | BLOOD SUGAR MEASUREMENTS (mg/dL) |
|---|---|---|---|---|---|---|
| | | SYSTOLIC (UPPER) | DIASTOLIC (LOWER) | | | |
| SUNDAY | __:__ AM | | | | | |
| | __:__ AM | | | | | |
| | __:__ PM | | | | | |
| | __:__ PM | | | | | |

**WEEKLY NOTES:**

_____
_____
_____
_____
_____

YEAR:  MONTH:  WEEK:

| | TIME | BLOOD PRESSURE | | PULSE HEART RATE | WEIGHT | BLOOD SUGAR MEASUREMENTS (mg/dL) |
|---|---|---|---|---|---|---|
| | | SYSTOLIC (UPPER) | DIASTOLIC (LOWER) | | | |
| **MONDAY** | __:__ AM | | | | | |
| | __:__ AM | | | | | |
| | __:__ PM | | | | | |
| | __:__ PM | | | | | |

| | TIME | BLOOD PRESSURE | | PULSE HEART RATE | WEIGHT | BLOOD SUGAR MEASUREMENTS (mg/dL) |
|---|---|---|---|---|---|---|
| | | SYSTOLIC (UPPER) | DIASTOLIC (LOWER) | | | |
| **TUESDAY** | __:__ AM | | | | | |
| | __:__ AM | | | | | |
| | __:__ PM | | | | | |
| | __:__ PM | | | | | |

| | TIME | BLOOD PRESSURE | | PULSE HEART RATE | WEIGHT | BLOOD SUGAR MEASUREMENTS (mg/dL) |
|---|---|---|---|---|---|---|
| | | SYSTOLIC (UPPER) | DIASTOLIC (LOWER) | | | |
| **WEDNESDAY** | __:__ AM | | | | | |
| | __:__ AM | | | | | |
| | __:__ PM | | | | | |
| | __:__ PM | | | | | |

| | TIME | BLOOD PRESSURE | | PULSE HEART RATE | WEIGHT | BLOOD SUGAR MEASUREMENTS (mg/dL) |
|---|---|---|---|---|---|---|
| | | SYSTOLIC (UPPER) | DIASTOLIC (LOWER) | | | |
| **THURSDAY** | __:__ AM | | | | | |
| | __:__ AM | | | | | |
| | __:__ PM | | | | | |
| | __:__ PM | | | | | |

YEAR:                    MONTH:                    WEEK:

| | TIME | BLOOD PRESSURE | | PULSE HEART RATE | WEIGHT | BLOOD SUGAR MEASUREMENTS (mg/dL) |
|---|---|---|---|---|---|---|
| | | SYSTOLIC (UPPER) | DIASTOLIC (LOWER) | | | |
| FRIDAY | __:__ AM | | | | | |
| | __:__ AM | | | | | |
| | __:__ PM | | | | | |
| | __:__ PM | | | | | |

| | TIME | BLOOD PRESSURE | | PULSE HEART RATE | WEIGHT | BLOOD SUGAR MEASUREMENTS (mg/dL) |
|---|---|---|---|---|---|---|
| | | SYSTOLIC (UPPER) | DIASTOLIC (LOWER) | | | |
| SATURDAY | __:__ AM | | | | | |
| | __:__ AM | | | | | |
| | __:__ PM | | | | | |
| | __:__ PM | | | | | |

| | TIME | BLOOD PRESSURE | | PULSE HEART RATE | WEIGHT | BLOOD SUGAR MEASUREMENTS (mg/dL) |
|---|---|---|---|---|---|---|
| | | SYSTOLIC (UPPER) | DIASTOLIC (LOWER) | | | |
| SUNDAY | __:__ AM | | | | | |
| | __:__ AM | | | | | |
| | __:__ PM | | | | | |
| | __:__ PM | | | | | |

**WEEKLY NOTES:**

_____

_____

_____

_____

_____

YEAR:  MONTH:  WEEK:

| | TIME | BLOOD PRESSURE | | PULSE HEART RATE | WEIGHT | BLOOD SUGAR MEASUREMENTS (mg/dL) |
| --- | --- | --- | --- | --- | --- | --- |
| | | SYSTOLIC (UPPER) | DIASTOLIC (LOWER) | | | |
| MONDAY | __:__ AM | | | | | |
| | __:__ AM | | | | | |
| | __:__ PM | | | | | |
| | __:__ PM | | | | | |

| | TIME | BLOOD PRESSURE | | PULSE HEART RATE | WEIGHT | BLOOD SUGAR MEASUREMENTS (mg/dL) |
| --- | --- | --- | --- | --- | --- | --- |
| | | SYSTOLIC (UPPER) | DIASTOLIC (LOWER) | | | |
| TUESDAY | __:__ AM | | | | | |
| | __:__ AM | | | | | |
| | __:__ PM | | | | | |
| | __:__ PM | | | | | |

| | TIME | BLOOD PRESSURE | | PULSE HEART RATE | WEIGHT | BLOOD SUGAR MEASUREMENTS (mg/dL) |
| --- | --- | --- | --- | --- | --- | --- |
| | | SYSTOLIC (UPPER) | DIASTOLIC (LOWER) | | | |
| WEDNESDAY | __:__ AM | | | | | |
| | __:__ AM | | | | | |
| | __:__ PM | | | | | |
| | __:__ PM | | | | | |

| | TIME | BLOOD PRESSURE | | PULSE HEART RATE | WEIGHT | BLOOD SUGAR MEASUREMENTS (mg/dL) |
| --- | --- | --- | --- | --- | --- | --- |
| | | SYSTOLIC (UPPER) | DIASTOLIC (LOWER) | | | |
| THURSDAY | __:__ AM | | | | | |
| | __:__ AM | | | | | |
| | __:__ PM | | | | | |
| | __:__ PM | | | | | |

YEAR:                    MONTH:                    WEEK:

| | TIME | BLOOD PRESSURE | | PULSE HEART RATE | WEIGHT | BLOOD SUGAR MEASUREMENTS (mg/dL) |
|---|---|---|---|---|---|---|
| | | SYSTOLIC (UPPER) | DIASTOLIC (LOWER) | | | |
| FRIDAY | __:__ AM | | | | | |
| | __:__ AM | | | | | |
| | __:__ PM | | | | | |
| | __:__ PM | | | | | |

| | TIME | BLOOD PRESSURE | | PULSE HEART RATE | WEIGHT | BLOOD SUGAR MEASUREMENTS (mg/dL) |
|---|---|---|---|---|---|---|
| | | SYSTOLIC (UPPER) | DIASTOLIC (LOWER) | | | |
| SATURDAY | __:__ AM | | | | | |
| | __:__ AM | | | | | |
| | __:__ PM | | | | | |
| | __:__ PM | | | | | |

| | TIME | BLOOD PRESSURE | | PULSE HEART RATE | WEIGHT | BLOOD SUGAR MEASUREMENTS (mg/dL) |
|---|---|---|---|---|---|---|
| | | SYSTOLIC (UPPER) | DIASTOLIC (LOWER) | | | |
| SUNDAY | __:__ AM | | | | | |
| | __:__ AM | | | | | |
| | __:__ PM | | | | | |
| | __:__ PM | | | | | |

**WEEKLY NOTES:**

_____
_____
_____
_____
_____

YEAR: MONTH: WEEK:

| | TIME | BLOOD PRESSURE | | PULSE HEART RATE | WEIGHT | BLOOD SUGAR MEASUREMENTS (mg/dL) |
|---|---|---|---|---|---|---|
| | | SYSTOLIC (UPPER) | DIASTOLIC (LOWER) | | | |
| MONDAY | __:__ AM | | | | | |
| | __:__ AM | | | | | |
| | __:__ PM | | | | | |
| | __:__ PM | | | | | |

| | TIME | BLOOD PRESSURE | | PULSE HEART RATE | WEIGHT | BLOOD SUGAR MEASUREMENTS (mg/dL) |
|---|---|---|---|---|---|---|
| | | SYSTOLIC (UPPER) | DIASTOLIC (LOWER) | | | |
| TUESDAY | __:__ AM | | | | | |
| | __:__ AM | | | | | |
| | __:__ PM | | | | | |
| | __:__ PM | | | | | |

| | TIME | BLOOD PRESSURE | | PULSE HEART RATE | WEIGHT | BLOOD SUGAR MEASUREMENTS (mg/dL) |
|---|---|---|---|---|---|---|
| | | SYSTOLIC (UPPER) | DIASTOLIC (LOWER) | | | |
| WEDNESDAY | __:__ AM | | | | | |
| | __:__ AM | | | | | |
| | __:__ PM | | | | | |
| | __:__ PM | | | | | |

| | TIME | BLOOD PRESSURE | | PULSE HEART RATE | WEIGHT | BLOOD SUGAR MEASUREMENTS (mg/dL) |
|---|---|---|---|---|---|---|
| | | SYSTOLIC (UPPER) | DIASTOLIC (LOWER) | | | |
| THURSDAY | __:__ AM | | | | | |
| | __:__ AM | | | | | |
| | __:__ PM | | | | | |
| | __:__ PM | | | | | |

YEAR:  MONTH:  WEEK:

| | TIME | BLOOD PRESSURE | | PULSE HEART RATE | WEIGHT | BLOOD SUGAR MEASUREMENTS (mg/dL) |
|---|---|---|---|---|---|---|
| | | SYSTOLIC (UPPER) | DIASTOLIC (LOWER) | | | |
| FRIDAY | __:__ AM | | | | | |
| | __:__ AM | | | | | |
| | __:__ PM | | | | | |
| | __:__ PM | | | | | |

| | TIME | BLOOD PRESSURE | | PULSE HEART RATE | WEIGHT | BLOOD SUGAR MEASUREMENTS (mg/dL) |
|---|---|---|---|---|---|---|
| | | SYSTOLIC (UPPER) | DIASTOLIC (LOWER) | | | |
| SATURDAY | __:__ AM | | | | | |
| | __:__ AM | | | | | |
| | __:__ PM | | | | | |
| | __:__ PM | | | | | |

| | TIME | BLOOD PRESSURE | | PULSE HEART RATE | WEIGHT | BLOOD SUGAR MEASUREMENTS (mg/dL) |
|---|---|---|---|---|---|---|
| | | SYSTOLIC (UPPER) | DIASTOLIC (LOWER) | | | |
| SUNDAY | __:__ AM | | | | | |
| | __:__ AM | | | | | |
| | __:__ PM | | | | | |
| | __:__ PM | | | | | |

**WEEKLY NOTES:**

_____
_____
_____
_____
_____

YEAR: MONTH: WEEK:

| | TIME | BLOOD PRESSURE | | PULSE HEART RATE | WEIGHT | BLOOD SUGAR MEASUREMENTS (mg/dL) |
| | | SYSTOLIC (UPPER) | DIASTOLIC (LOWER) | | | |
|---|---|---|---|---|---|---|
| MONDAY | __:__ AM | | | | | |
| | __:__ AM | | | | | |
| | __:__ PM | | | | | |
| | __:__ PM | | | | | |

| | TIME | BLOOD PRESSURE | | PULSE HEART RATE | WEIGHT | BLOOD SUGAR MEASUREMENTS (mg/dL) |
| | | SYSTOLIC (UPPER) | DIASTOLIC (LOWER) | | | |
|---|---|---|---|---|---|---|
| TUESDAY | __:__ AM | | | | | |
| | __:__ AM | | | | | |
| | __:__ PM | | | | | |
| | __:__ PM | | | | | |

| | TIME | BLOOD PRESSURE | | PULSE HEART RATE | WEIGHT | BLOOD SUGAR MEASUREMENTS (mg/dL) |
| | | SYSTOLIC (UPPER) | DIASTOLIC (LOWER) | | | |
|---|---|---|---|---|---|---|
| WEDNESDAY | __:__ AM | | | | | |
| | __:__ AM | | | | | |
| | __:__ PM | | | | | |
| | __:__ PM | | | | | |

| | TIME | BLOOD PRESSURE | | PULSE HEART RATE | WEIGHT | BLOOD SUGAR MEASUREMENTS (mg/dL) |
| | | SYSTOLIC (UPPER) | DIASTOLIC (LOWER) | | | |
|---|---|---|---|---|---|---|
| THURSDAY | __:__ AM | | | | | |
| | __:__ AM | | | | | |
| | __:__ PM | | | | | |
| | __:__ PM | | | | | |

YEAR:                    MONTH:                    WEEK:

| | TIME | BLOOD PRESSURE | | PULSE HEART RATE | WEIGHT | BLOOD SUGAR MEASUREMENTS (mg/dL) |
| --- | --- | --- | --- | --- | --- | --- |
| | | SYSTOLIC (UPPER) | DIASTOLIC (LOWER) | | | |
| FRIDAY | __:__ AM | | | | | |
| | __:__ AM | | | | | |
| | __:__ PM | | | | | |
| | __:__ PM | | | | | |

| | TIME | BLOOD PRESSURE | | PULSE HEART RATE | WEIGHT | BLOOD SUGAR MEASUREMENTS (mg/dL) |
| --- | --- | --- | --- | --- | --- | --- |
| | | SYSTOLIC (UPPER) | DIASTOLIC (LOWER) | | | |
| SATURDAY | __:__ AM | | | | | |
| | __:__ AM | | | | | |
| | __:__ PM | | | | | |
| | __:__ PM | | | | | |

| | TIME | BLOOD PRESSURE | | PULSE HEART RATE | WEIGHT | BLOOD SUGAR MEASUREMENTS (mg/dL) |
| --- | --- | --- | --- | --- | --- | --- |
| | | SYSTOLIC (UPPER) | DIASTOLIC (LOWER) | | | |
| SUNDAY | __:__ AM | | | | | |
| | __:__ AM | | | | | |
| | __:__ PM | | | | | |
| | __:__ PM | | | | | |

**WEEKLY NOTES:**

_____
_____
_____
_____
_____

YEAR:  MONTH:  WEEK:

| | TIME | BLOOD PRESSURE | | PULSE HEART RATE | WEIGHT | BLOOD SUGAR MEASUREMENTS (mg/dL) |
| --- | --- | --- | --- | --- | --- | --- |
| | | SYSTOLIC (UPPER) | DIASTOLIC (LOWER) | | | |
| MONDAY | __:__ AM | | | | | |
| | __:__ AM | | | | | |
| | __:__ PM | | | | | |
| | __:__ PM | | | | | |

| | TIME | BLOOD PRESSURE | | PULSE HEART RATE | WEIGHT | BLOOD SUGAR MEASUREMENTS (mg/dL) |
| --- | --- | --- | --- | --- | --- | --- |
| | | SYSTOLIC (UPPER) | DIASTOLIC (LOWER) | | | |
| TUESDAY | __:__ AM | | | | | |
| | __:__ AM | | | | | |
| | __:__ PM | | | | | |
| | __:__ PM | | | | | |

| | TIME | BLOOD PRESSURE | | PULSE HEART RATE | WEIGHT | BLOOD SUGAR MEASUREMENTS (mg/dL) |
| --- | --- | --- | --- | --- | --- | --- |
| | | SYSTOLIC (UPPER) | DIASTOLIC (LOWER) | | | |
| WEDNESDAY | __:__ AM | | | | | |
| | __:__ AM | | | | | |
| | __:__ PM | | | | | |
| | __:__ PM | | | | | |

| | TIME | BLOOD PRESSURE | | PULSE HEART RATE | WEIGHT | BLOOD SUGAR MEASUREMENTS (mg/dL) |
| --- | --- | --- | --- | --- | --- | --- |
| | | SYSTOLIC (UPPER) | DIASTOLIC (LOWER) | | | |
| THURSDAY | __:__ AM | | | | | |
| | __:__ AM | | | | | |
| | __:__ PM | | | | | |
| | __:__ PM | | | | | |

YEAR:　　　　　　　　　　MONTH:　　　　　　　　　　WEEK:

| | TIME | BLOOD PRESSURE | | PULSE HEART RATE | WEIGHT | BLOOD SUGAR MEASUREMENTS (mg/dL) |
| --- | --- | --- | --- | --- | --- | --- |
| | | SYSTOLIC (UPPER) | DIASTOLIC (LOWER) | | | |
| FRIDAY | __:__ AM | | | | | |
| | __:__ AM | | | | | |
| | __:__ PM | | | | | |
| | __:__ PM | | | | | |

| | TIME | BLOOD PRESSURE | | PULSE HEART RATE | WEIGHT | BLOOD SUGAR MEASUREMENTS (mg/dL) |
| --- | --- | --- | --- | --- | --- | --- |
| | | SYSTOLIC (UPPER) | DIASTOLIC (LOWER) | | | |
| SATURDAY | __:__ AM | | | | | |
| | __:__ AM | | | | | |
| | __:__ PM | | | | | |
| | __:__ PM | | | | | |

| | TIME | BLOOD PRESSURE | | PULSE HEART RATE | WEIGHT | BLOOD SUGAR MEASUREMENTS (mg/dL) |
| --- | --- | --- | --- | --- | --- | --- |
| | | SYSTOLIC (UPPER) | DIASTOLIC (LOWER) | | | |
| SUNDAY | __:__ AM | | | | | |
| | __:__ AM | | | | | |
| | __:__ PM | | | | | |
| | __:__ PM | | | | | |

**WEEKLY NOTES:**

_____
_____
_____
_____
_____
_____

YEAR:                MONTH:                WEEK:

| | TIME | BLOOD PRESSURE | | PULSE HEART RATE | WEIGHT | BLOOD SUGAR MEASUREMENTS (mg/dL) |
| --- | --- | --- | --- | --- | --- | --- |
| | | SYSTOLIC (UPPER) | DIASTOLIC (LOWER) | | | |
| MONDAY | __:__ AM | | | | | |
| | __:__ AM | | | | | |
| | __:__ PM | | | | | |
| | __:__ PM | | | | | |

| | TIME | BLOOD PRESSURE | | PULSE HEART RATE | WEIGHT | BLOOD SUGAR MEASUREMENTS (mg/dL) |
| --- | --- | --- | --- | --- | --- | --- |
| | | SYSTOLIC (UPPER) | DIASTOLIC (LOWER) | | | |
| TUESDAY | __:__ AM | | | | | |
| | __:__ AM | | | | | |
| | __:__ PM | | | | | |
| | __:__ PM | | | | | |

| | TIME | BLOOD PRESSURE | | PULSE HEART RATE | WEIGHT | BLOOD SUGAR MEASUREMENTS (mg/dL) |
| --- | --- | --- | --- | --- | --- | --- |
| | | SYSTOLIC (UPPER) | DIASTOLIC (LOWER) | | | |
| WEDNESDAY | __:__ AM | | | | | |
| | __:__ AM | | | | | |
| | __:__ PM | | | | | |
| | __:__ PM | | | | | |

| | TIME | BLOOD PRESSURE | | PULSE HEART RATE | WEIGHT | BLOOD SUGAR MEASUREMENTS (mg/dL) |
| --- | --- | --- | --- | --- | --- | --- |
| | | SYSTOLIC (UPPER) | DIASTOLIC (LOWER) | | | |
| THURSDAY | __:__ AM | | | | | |
| | __:__ AM | | | | | |
| | __:__ PM | | | | | |
| | __:__ PM | | | | | |

YEAR:  MONTH:  WEEK:

| | TIME | BLOOD PRESSURE | | PULSE HEART RATE | WEIGHT | BLOOD SUGAR MEASUREMENTS (mg/dL) |
|---|---|---|---|---|---|---|
| | | SYSTOLIC (UPPER) | DIASTOLIC (LOWER) | | | |
| FRIDAY | __:__ AM | | | | | |
| | __:__ AM | | | | | |
| | __:__ PM | | | | | |
| | __:__ PM | | | | | |

| | TIME | BLOOD PRESSURE | | PULSE HEART RATE | WEIGHT | BLOOD SUGAR MEASUREMENTS (mg/dL) |
|---|---|---|---|---|---|---|
| | | SYSTOLIC (UPPER) | DIASTOLIC (LOWER) | | | |
| SATURDAY | __:__ AM | | | | | |
| | __:__ AM | | | | | |
| | __:__ PM | | | | | |
| | __:__ PM | | | | | |

| | TIME | BLOOD PRESSURE | | PULSE HEART RATE | WEIGHT | BLOOD SUGAR MEASUREMENTS (mg/dL) |
|---|---|---|---|---|---|---|
| | | SYSTOLIC (UPPER) | DIASTOLIC (LOWER) | | | |
| SUNDAY | __:__ AM | | | | | |
| | __:__ AM | | | | | |
| | __:__ PM | | | | | |
| | __:__ PM | | | | | |

**WEEKLY NOTES:**

_____
_____
_____
_____
_____
_____

YEAR:  MONTH:  WEEK:

| | TIME | BLOOD PRESSURE | | PULSE HEART RATE | WEIGHT | BLOOD SUGAR MEASUREMENTS (mg/dL) |
| --- | --- | --- | --- | --- | --- | --- |
| | | SYSTOLIC (UPPER) | DIASTOLIC (LOWER) | | | |
| MONDAY | __:__ AM | | | | | |
| | __:__ AM | | | | | |
| | __:__ PM | | | | | |
| | __:__ PM | | | | | |

| | TIME | BLOOD PRESSURE | | PULSE HEART RATE | WEIGHT | BLOOD SUGAR MEASUREMENTS (mg/dL) |
| --- | --- | --- | --- | --- | --- | --- |
| | | SYSTOLIC (UPPER) | DIASTOLIC (LOWER) | | | |
| TUESDAY | __:__ AM | | | | | |
| | __:__ AM | | | | | |
| | __:__ PM | | | | | |
| | __:__ PM | | | | | |

| | TIME | BLOOD PRESSURE | | PULSE HEART RATE | WEIGHT | BLOOD SUGAR MEASUREMENTS (mg/dL) |
| --- | --- | --- | --- | --- | --- | --- |
| | | SYSTOLIC (UPPER) | DIASTOLIC (LOWER) | | | |
| WEDNESDAY | __:__ AM | | | | | |
| | __:__ AM | | | | | |
| | __:__ PM | | | | | |
| | __:__ PM | | | | | |

| | TIME | BLOOD PRESSURE | | PULSE HEART RATE | WEIGHT | BLOOD SUGAR MEASUREMENTS (mg/dL) |
| --- | --- | --- | --- | --- | --- | --- |
| | | SYSTOLIC (UPPER) | DIASTOLIC (LOWER) | | | |
| THURSDAY | __:__ AM | | | | | |
| | __:__ AM | | | | | |
| | __:__ PM | | | | | |
| | __:__ PM | | | | | |

YEAR:  MONTH:  WEEK:

| | TIME | BLOOD PRESSURE | | PULSE HEART RATE | WEIGHT | BLOOD SUGAR MEASUREMENTS (mg/dL) |
| --- | --- | --- | --- | --- | --- | --- |
| | | SYSTOLIC (UPPER) | DIASTOLIC (LOWER) | | | |
| FRIDAY | __:__ AM | | | | | |
| | __:__ AM | | | | | |
| | __:__ PM | | | | | |
| | __:__ PM | | | | | |

| | TIME | BLOOD PRESSURE | | PULSE HEART RATE | WEIGHT | BLOOD SUGAR MEASUREMENTS (mg/dL) |
| --- | --- | --- | --- | --- | --- | --- |
| | | SYSTOLIC (UPPER) | DIASTOLIC (LOWER) | | | |
| SATURDAY | __:__ AM | | | | | |
| | __:__ AM | | | | | |
| | __:__ PM | | | | | |
| | __:__ PM | | | | | |

| | TIME | BLOOD PRESSURE | | PULSE HEART RATE | WEIGHT | BLOOD SUGAR MEASUREMENTS (mg/dL) |
| --- | --- | --- | --- | --- | --- | --- |
| | | SYSTOLIC (UPPER) | DIASTOLIC (LOWER) | | | |
| SUNDAY | __:__ AM | | | | | |
| | __:__ AM | | | | | |
| | __:__ PM | | | | | |
| | __:__ PM | | | | | |

**WEEKLY NOTES:**

_____
_____
_____
_____
_____

YEAR:　　　　　　　　　MONTH:　　　　　　　　　WEEK:

| | TIME | BLOOD PRESSURE | | PULSE HEART RATE | WEIGHT | BLOOD SUGAR MEASUREMENTS (mg/dL) |
|---|---|---|---|---|---|---|
| | | SYSTOLIC (UPPER) | DIASTOLIC (LOWER) | | | |
| **MONDAY** | __:__ AM | | | | | |
| | __:__ AM | | | | | |
| | __:__ PM | | | | | |
| | __:__ PM | | | | | |

| | TIME | BLOOD PRESSURE | | PULSE HEART RATE | WEIGHT | BLOOD SUGAR MEASUREMENTS (mg/dL) |
|---|---|---|---|---|---|---|
| | | SYSTOLIC (UPPER) | DIASTOLIC (LOWER) | | | |
| **TUESDAY** | __:__ AM | | | | | |
| | __:__ AM | | | | | |
| | __:__ PM | | | | | |
| | __:__ PM | | | | | |

| | TIME | BLOOD PRESSURE | | PULSE HEART RATE | WEIGHT | BLOOD SUGAR MEASUREMENTS (mg/dL) |
|---|---|---|---|---|---|---|
| | | SYSTOLIC (UPPER) | DIASTOLIC (LOWER) | | | |
| **WEDNESDAY** | __:__ AM | | | | | |
| | __:__ AM | | | | | |
| | __:__ PM | | | | | |
| | __:__ PM | | | | | |

| | TIME | BLOOD PRESSURE | | PULSE HEART RATE | WEIGHT | BLOOD SUGAR MEASUREMENTS (mg/dL) |
|---|---|---|---|---|---|---|
| | | SYSTOLIC (UPPER) | DIASTOLIC (LOWER) | | | |
| **THURSDAY** | __:__ AM | | | | | |
| | __:__ AM | | | | | |
| | __:__ PM | | | | | |
| | __:__ PM | | | | | |

YEAR: MONTH: WEEK:

| | TIME | BLOOD PRESSURE | | PULSE HEART RATE | WEIGHT | BLOOD SUGAR MEASUREMENTS (mg/dL) |
| | | SYSTOLIC (UPPER) | DIASTOLIC (LOWER) | | | |
| --- | --- | --- | --- | --- | --- | --- |
| FRIDAY | __:__ AM | | | | | |
| | __:__ AM | | | | | |
| | __:__ PM | | | | | |
| | __:__ PM | | | | | |

| | TIME | BLOOD PRESSURE | | PULSE HEART RATE | WEIGHT | BLOOD SUGAR MEASUREMENTS (mg/dL) |
| | | SYSTOLIC (UPPER) | DIASTOLIC (LOWER) | | | |
| --- | --- | --- | --- | --- | --- | --- |
| SATURDAY | __:__ AM | | | | | |
| | __:__ AM | | | | | |
| | __:__ PM | | | | | |
| | __:__ PM | | | | | |

| | TIME | BLOOD PRESSURE | | PULSE HEART RATE | WEIGHT | BLOOD SUGAR MEASUREMENTS (mg/dL) |
| | | SYSTOLIC (UPPER) | DIASTOLIC (LOWER) | | | |
| --- | --- | --- | --- | --- | --- | --- |
| SUNDAY | __:__ AM | | | | | |
| | __:__ AM | | | | | |
| | __:__ PM | | | | | |
| | __:__ PM | | | | | |

**WEEKLY NOTES:**

_____
_____
_____
_____
_____

YEAR:                    MONTH:                    WEEK:

| | TIME | BLOOD PRESSURE | | PULSE HEART RATE | WEIGHT | BLOOD SUGAR MEASUREMENTS (mg/dL) |
| --- | --- | --- | --- | --- | --- | --- |
| | | SYSTOLIC (UPPER) | DIASTOLIC (LOWER) | | | |
| MONDAY | __:__ AM | | | | | |
| | __:__ AM | | | | | |
| | __:__ PM | | | | | |
| | __:__ PM | | | | | |

| | TIME | BLOOD PRESSURE | | PULSE HEART RATE | WEIGHT | BLOOD SUGAR MEASUREMENTS (mg/dL) |
| --- | --- | --- | --- | --- | --- | --- |
| | | SYSTOLIC (UPPER) | DIASTOLIC (LOWER) | | | |
| TUESDAY | __:__ AM | | | | | |
| | __:__ AM | | | | | |
| | __:__ PM | | | | | |
| | __:__ PM | | | | | |

| | TIME | BLOOD PRESSURE | | PULSE HEART RATE | WEIGHT | BLOOD SUGAR MEASUREMENTS (mg/dL) |
| --- | --- | --- | --- | --- | --- | --- |
| | | SYSTOLIC (UPPER) | DIASTOLIC (LOWER) | | | |
| WEDNESDAY | __:__ AM | | | | | |
| | __:__ AM | | | | | |
| | __:__ PM | | | | | |
| | __:__ PM | | | | | |

| | TIME | BLOOD PRESSURE | | PULSE HEART RATE | WEIGHT | BLOOD SUGAR MEASUREMENTS (mg/dL) |
| --- | --- | --- | --- | --- | --- | --- |
| | | SYSTOLIC (UPPER) | DIASTOLIC (LOWER) | | | |
| THURSDAY | __:__ AM | | | | | |
| | __:__ AM | | | | | |
| | __:__ PM | | | | | |
| | __:__ PM | | | | | |

YEAR:  MONTH:  WEEK:

| | TIME | BLOOD PRESSURE | | PULSE HEART RATE | WEIGHT | BLOOD SUGAR MEASUREMENTS (mg/dL) |
| --- | --- | --- | --- | --- | --- | --- |
| | | SYSTOLIC (UPPER) | DIASTOLIC (LOWER) | | | |
| FRIDAY | __:__ AM | | | | | |
| | __:__ AM | | | | | |
| | __:__ PM | | | | | |
| | __:__ PM | | | | | |

| | TIME | BLOOD PRESSURE | | PULSE HEART RATE | WEIGHT | BLOOD SUGAR MEASUREMENTS (mg/dL) |
| --- | --- | --- | --- | --- | --- | --- |
| | | SYSTOLIC (UPPER) | DIASTOLIC (LOWER) | | | |
| SATURDAY | __:__ AM | | | | | |
| | __:__ AM | | | | | |
| | __:__ PM | | | | | |
| | __:__ PM | | | | | |

| | TIME | BLOOD PRESSURE | | PULSE HEART RATE | WEIGHT | BLOOD SUGAR MEASUREMENTS (mg/dL) |
| --- | --- | --- | --- | --- | --- | --- |
| | | SYSTOLIC (UPPER) | DIASTOLIC (LOWER) | | | |
| SUNDAY | __:__ AM | | | | | |
| | __:__ AM | | | | | |
| | __:__ PM | | | | | |
| | __:__ PM | | | | | |

**WEEKLY NOTES:**

_____
_____
_____
_____
_____

YEAR:                    MONTH:                    WEEK:

| | TIME | BLOOD PRESSURE | | PULSE HEART RATE | WEIGHT | BLOOD SUGAR MEASUREMENTS (mg/dL) |
| --- | --- | --- | --- | --- | --- | --- |
| | | SYSTOLIC (UPPER) | DIASTOLIC (LOWER) | | | |
| MONDAY | __:__ AM | | | | | |
| | __:__ AM | | | | | |
| | __:__ PM | | | | | |
| | __:__ PM | | | | | |

| | TIME | BLOOD PRESSURE | | PULSE HEART RATE | WEIGHT | BLOOD SUGAR MEASUREMENTS (mg/dL) |
| --- | --- | --- | --- | --- | --- | --- |
| | | SYSTOLIC (UPPER) | DIASTOLIC (LOWER) | | | |
| TUESDAY | __:__ AM | | | | | |
| | __:__ AM | | | | | |
| | __:__ PM | | | | | |
| | __:__ PM | | | | | |

| | TIME | BLOOD PRESSURE | | PULSE HEART RATE | WEIGHT | BLOOD SUGAR MEASUREMENTS (mg/dL) |
| --- | --- | --- | --- | --- | --- | --- |
| | | SYSTOLIC (UPPER) | DIASTOLIC (LOWER) | | | |
| WEDNESDAY | __:__ AM | | | | | |
| | __:__ AM | | | | | |
| | __:__ PM | | | | | |
| | __:__ PM | | | | | |

| | TIME | BLOOD PRESSURE | | PULSE HEART RATE | WEIGHT | BLOOD SUGAR MEASUREMENTS (mg/dL) |
| --- | --- | --- | --- | --- | --- | --- |
| | | SYSTOLIC (UPPER) | DIASTOLIC (LOWER) | | | |
| THURSDAY | __:__ AM | | | | | |
| | __:__ AM | | | | | |
| | __:__ PM | | | | | |
| | __:__ PM | | | | | |

YEAR:  MONTH:  WEEK:

| | TIME | BLOOD PRESSURE | | PULSE HEART RATE | WEIGHT | BLOOD SUGAR MEASUREMENTS (mg/dL) |
|---|---|---|---|---|---|---|
| | | SYSTOLIC (UPPER) | DIASTOLIC (LOWER) | | | |
| **FRIDAY** | __:__ AM | | | | | |
| | __:__ AM | | | | | |
| | __:__ PM | | | | | |
| | __:__ PM | | | | | |

| | TIME | BLOOD PRESSURE | | PULSE HEART RATE | WEIGHT | BLOOD SUGAR MEASUREMENTS (mg/dL) |
|---|---|---|---|---|---|---|
| | | SYSTOLIC (UPPER) | DIASTOLIC (LOWER) | | | |
| **SATURDAY** | __:__ AM | | | | | |
| | __:__ AM | | | | | |
| | __:__ PM | | | | | |
| | __:__ PM | | | | | |

| | TIME | BLOOD PRESSURE | | PULSE HEART RATE | WEIGHT | BLOOD SUGAR MEASUREMENTS (mg/dL) |
|---|---|---|---|---|---|---|
| | | SYSTOLIC (UPPER) | DIASTOLIC (LOWER) | | | |
| **SUNDAY** | __:__ AM | | | | | |
| | __:__ AM | | | | | |
| | __:__ PM | | | | | |
| | __:__ PM | | | | | |

**WEEKLY NOTES:**

_____
_____
_____
_____
_____

YEAR:                               MONTH:                              WEEK:

| | TIME | BLOOD PRESSURE | | PULSE HEART RATE | WEIGHT | BLOOD SUGAR MEASUREMENTS (mg/dL) |
| --- | --- | --- | --- | --- | --- | --- |
| | | SYSTOLIC (UPPER) | DIASTOLIC (LOWER) | | | |
| MONDAY | __:__ AM | | | | | |
| | __:__ AM | | | | | |
| | __:__ PM | | | | | |
| | __:__ PM | | | | | |

| | TIME | BLOOD PRESSURE | | PULSE HEART RATE | WEIGHT | BLOOD SUGAR MEASUREMENTS (mg/dL) |
| --- | --- | --- | --- | --- | --- | --- |
| | | SYSTOLIC (UPPER) | DIASTOLIC (LOWER) | | | |
| TUESDAY | __:__ AM | | | | | |
| | __:__ AM | | | | | |
| | __:__ PM | | | | | |
| | __:__ PM | | | | | |

| | TIME | BLOOD PRESSURE | | PULSE HEART RATE | WEIGHT | BLOOD SUGAR MEASUREMENTS (mg/dL) |
| --- | --- | --- | --- | --- | --- | --- |
| | | SYSTOLIC (UPPER) | DIASTOLIC (LOWER) | | | |
| WEDNESDAY | __:__ AM | | | | | |
| | __:__ AM | | | | | |
| | __:__ PM | | | | | |
| | __:__ PM | | | | | |

| | TIME | BLOOD PRESSURE | | PULSE HEART RATE | WEIGHT | BLOOD SUGAR MEASUREMENTS (mg/dL) |
| --- | --- | --- | --- | --- | --- | --- |
| | | SYSTOLIC (UPPER) | DIASTOLIC (LOWER) | | | |
| THURSDAY | __:__ AM | | | | | |
| | __:__ AM | | | | | |
| | __:__ PM | | | | | |
| | __:__ PM | | | | | |

YEAR:  MONTH:  WEEK:

| | TIME | BLOOD PRESSURE | | PULSE HEART RATE | WEIGHT | BLOOD SUGAR MEASUREMENTS (mg/dL) |
|---|---|---|---|---|---|---|
| | | SYSTOLIC (UPPER) | DIASTOLIC (LOWER) | | | |
| FRIDAY | __:__ AM | | | | | |
| | __:__ AM | | | | | |
| | __:__ PM | | | | | |
| | __:__ PM | | | | | |

| | TIME | BLOOD PRESSURE | | PULSE HEART RATE | WEIGHT | BLOOD SUGAR MEASUREMENTS (mg/dL) |
|---|---|---|---|---|---|---|
| | | SYSTOLIC (UPPER) | DIASTOLIC (LOWER) | | | |
| SATURDAY | __:__ AM | | | | | |
| | __:__ AM | | | | | |
| | __:__ PM | | | | | |
| | __:__ PM | | | | | |

| | TIME | BLOOD PRESSURE | | PULSE HEART RATE | WEIGHT | BLOOD SUGAR MEASUREMENTS (mg/dL) |
|---|---|---|---|---|---|---|
| | | SYSTOLIC (UPPER) | DIASTOLIC (LOWER) | | | |
| SUNDAY | __:__ AM | | | | | |
| | __:__ AM | | | | | |
| | __:__ PM | | | | | |
| | __:__ PM | | | | | |

**WEEKLY NOTES:**

_____
_____
_____
_____
_____

YEAR:  MONTH:  WEEK:

| | TIME | BLOOD PRESSURE | | PULSE HEART RATE | WEIGHT | BLOOD SUGAR MEASUREMENTS (mg/dL) |
| --- | --- | --- | --- | --- | --- | --- |
| | | SYSTOLIC (UPPER) | DIASTOLIC (LOWER) | | | |
| MONDAY | __:__ AM | | | | | |
| | __:__ AM | | | | | |
| | __:__ PM | | | | | |
| | __:__ PM | | | | | |

| | TIME | BLOOD PRESSURE | | PULSE HEART RATE | WEIGHT | BLOOD SUGAR MEASUREMENTS (mg/dL) |
| --- | --- | --- | --- | --- | --- | --- |
| | | SYSTOLIC (UPPER) | DIASTOLIC (LOWER) | | | |
| TUESDAY | __:__ AM | | | | | |
| | __:__ AM | | | | | |
| | __:__ PM | | | | | |
| | __:__ PM | | | | | |

| | TIME | BLOOD PRESSURE | | PULSE HEART RATE | WEIGHT | BLOOD SUGAR MEASUREMENTS (mg/dL) |
| --- | --- | --- | --- | --- | --- | --- |
| | | SYSTOLIC (UPPER) | DIASTOLIC (LOWER) | | | |
| WEDNESDAY | __:__ AM | | | | | |
| | __:__ AM | | | | | |
| | __:__ PM | | | | | |
| | __:__ PM | | | | | |

| | TIME | BLOOD PRESSURE | | PULSE HEART RATE | WEIGHT | BLOOD SUGAR MEASUREMENTS (mg/dL) |
| --- | --- | --- | --- | --- | --- | --- |
| | | SYSTOLIC (UPPER) | DIASTOLIC (LOWER) | | | |
| THURSDAY | __:__ AM | | | | | |
| | __:__ AM | | | | | |
| | __:__ PM | | | | | |
| | __:__ PM | | | | | |

YEAR:  MONTH:  WEEK:

| | TIME | BLOOD PRESSURE | | PULSE HEART RATE | WEIGHT | BLOOD SUGAR MEASUREMENTS (mg/dL) |
|---|---|---|---|---|---|---|
| | | SYSTOLIC (UPPER) | DIASTOLIC (LOWER) | | | |
| FRIDAY | __:__ AM | | | | | |
| | __:__ AM | | | | | |
| | __:__ PM | | | | | |
| | __:__ PM | | | | | |

| | TIME | BLOOD PRESSURE | | PULSE HEART RATE | WEIGHT | BLOOD SUGAR MEASUREMENTS (mg/dL) |
|---|---|---|---|---|---|---|
| | | SYSTOLIC (UPPER) | DIASTOLIC (LOWER) | | | |
| SATURDAY | __:__ AM | | | | | |
| | __:__ AM | | | | | |
| | __:__ PM | | | | | |
| | __:__ PM | | | | | |

| | TIME | BLOOD PRESSURE | | PULSE HEART RATE | WEIGHT | BLOOD SUGAR MEASUREMENTS (mg/dL) |
|---|---|---|---|---|---|---|
| | | SYSTOLIC (UPPER) | DIASTOLIC (LOWER) | | | |
| SUNDAY | __:__ AM | | | | | |
| | __:__ AM | | | | | |
| | __:__ PM | | | | | |
| | __:__ PM | | | | | |

**WEEKLY NOTES:**

_____
_____
_____
_____
_____

YEAR:                    MONTH:                    WEEK:

| | TIME | BLOOD PRESSURE | | PULSE HEART RATE | WEIGHT | BLOOD SUGAR MEASUREMENTS (mg/dL) |
|---|---|---|---|---|---|---|
| | | SYSTOLIC (UPPER) | DIASTOLIC (LOWER) | | | |
| MONDAY | __:__ AM | | | | | |
| | __:__ AM | | | | | |
| | __:__ PM | | | | | |
| | __:__ PM | | | | | |

| | TIME | BLOOD PRESSURE | | PULSE HEART RATE | WEIGHT | BLOOD SUGAR MEASUREMENTS (mg/dL) |
|---|---|---|---|---|---|---|
| | | SYSTOLIC (UPPER) | DIASTOLIC (LOWER) | | | |
| TUESDAY | __:__ AM | | | | | |
| | __:__ AM | | | | | |
| | __:__ PM | | | | | |
| | __:__ PM | | | | | |

| | TIME | BLOOD PRESSURE | | PULSE HEART RATE | WEIGHT | BLOOD SUGAR MEASUREMENTS (mg/dL) |
|---|---|---|---|---|---|---|
| | | SYSTOLIC (UPPER) | DIASTOLIC (LOWER) | | | |
| WEDNESDAY | __:__ AM | | | | | |
| | __:__ AM | | | | | |
| | __:__ PM | | | | | |
| | __:__ PM | | | | | |

| | TIME | BLOOD PRESSURE | | PULSE HEART RATE | WEIGHT | BLOOD SUGAR MEASUREMENTS (mg/dL) |
|---|---|---|---|---|---|---|
| | | SYSTOLIC (UPPER) | DIASTOLIC (LOWER) | | | |
| THURSDAY | __:__ AM | | | | | |
| | __:__ AM | | | | | |
| | __:__ PM | | | | | |
| | __:__ PM | | | | | |

YEAR:  MONTH:  WEEK:

| | TIME | BLOOD PRESSURE | | PULSE HEART RATE | WEIGHT | BLOOD SUGAR MEASUREMENTS (mg/dL) |
|---|---|---|---|---|---|---|
| | | SYSTOLIC (UPPER) | DIASTOLIC (LOWER) | | | |
| FRIDAY | __:__ AM | | | | | |
| | __:__ AM | | | | | |
| | __:__ PM | | | | | |
| | __:__ PM | | | | | |

| | TIME | BLOOD PRESSURE | | PULSE HEART RATE | WEIGHT | BLOOD SUGAR MEASUREMENTS (mg/dL) |
|---|---|---|---|---|---|---|
| | | SYSTOLIC (UPPER) | DIASTOLIC (LOWER) | | | |
| SATURDAY | __:__ AM | | | | | |
| | __:__ AM | | | | | |
| | __:__ PM | | | | | |
| | __:__ PM | | | | | |

| | TIME | BLOOD PRESSURE | | PULSE HEART RATE | WEIGHT | BLOOD SUGAR MEASUREMENTS (mg/dL) |
|---|---|---|---|---|---|---|
| | | SYSTOLIC (UPPER) | DIASTOLIC (LOWER) | | | |
| SUNDAY | __:__ AM | | | | | |
| | __:__ AM | | | | | |
| | __:__ PM | | | | | |
| | __:__ PM | | | | | |

**WEEKLY NOTES:**

_____
_____
_____
_____
_____

YEAR:  MONTH:  WEEK:

| | TIME | BLOOD PRESSURE | | PULSE HEART RATE | WEIGHT | BLOOD SUGAR MEASUREMENTS (mg/dL) |
|---|---|---|---|---|---|---|
| | | SYSTOLIC (UPPER) | DIASTOLIC (LOWER) | | | |
| MONDAY | __:__ AM | | | | | |
| | __:__ AM | | | | | |
| | __:__ PM | | | | | |
| | __:__ PM | | | | | |

| | TIME | BLOOD PRESSURE | | PULSE HEART RATE | WEIGHT | BLOOD SUGAR MEASUREMENTS (mg/dL) |
|---|---|---|---|---|---|---|
| | | SYSTOLIC (UPPER) | DIASTOLIC (LOWER) | | | |
| TUESDAY | __:__ AM | | | | | |
| | __:__ AM | | | | | |
| | __:__ PM | | | | | |
| | __:__ PM | | | | | |

| | TIME | BLOOD PRESSURE | | PULSE HEART RATE | WEIGHT | BLOOD SUGAR MEASUREMENTS (mg/dL) |
|---|---|---|---|---|---|---|
| | | SYSTOLIC (UPPER) | DIASTOLIC (LOWER) | | | |
| WEDNESDAY | __:__ AM | | | | | |
| | __:__ AM | | | | | |
| | __:__ PM | | | | | |
| | __:__ PM | | | | | |

| | TIME | BLOOD PRESSURE | | PULSE HEART RATE | WEIGHT | BLOOD SUGAR MEASUREMENTS (mg/dL) |
|---|---|---|---|---|---|---|
| | | SYSTOLIC (UPPER) | DIASTOLIC (LOWER) | | | |
| THURSDAY | __:__ AM | | | | | |
| | __:__ AM | | | | | |
| | __:__ PM | | | | | |
| | __:__ PM | | | | | |

YEAR:  MONTH:  WEEK:

| | TIME | BLOOD PRESSURE | | PULSE HEART RATE | WEIGHT | BLOOD SUGAR MEASUREMENTS (mg/dL) |
| --- | --- | --- | --- | --- | --- | --- |
| | | SYSTOLIC (UPPER) | DIASTOLIC (LOWER) | | | |
| FRIDAY | __:__ AM | | | | | |
| | __:__ AM | | | | | |
| | __:__ PM | | | | | |
| | __:__ PM | | | | | |

| | TIME | BLOOD PRESSURE | | PULSE HEART RATE | WEIGHT | BLOOD SUGAR MEASUREMENTS (mg/dL) |
| --- | --- | --- | --- | --- | --- | --- |
| | | SYSTOLIC (UPPER) | DIASTOLIC (LOWER) | | | |
| SATURDAY | __:__ AM | | | | | |
| | __:__ AM | | | | | |
| | __:__ PM | | | | | |
| | __:__ PM | | | | | |

| | TIME | BLOOD PRESSURE | | PULSE HEART RATE | WEIGHT | BLOOD SUGAR MEASUREMENTS (mg/dL) |
| --- | --- | --- | --- | --- | --- | --- |
| | | SYSTOLIC (UPPER) | DIASTOLIC (LOWER) | | | |
| SUNDAY | __:__ AM | | | | | |
| | __:__ AM | | | | | |
| | __:__ PM | | | | | |
| | __:__ PM | | | | | |

**WEEKLY NOTES:**

_____
_____
_____
_____
_____
_____

YEAR:                    MONTH:                    WEEK:

| | TIME | BLOOD PRESSURE | | PULSE HEART RATE | WEIGHT | BLOOD SUGAR MEASUREMENTS (mg/dL) |
|---|---|---|---|---|---|---|
| | | SYSTOLIC (UPPER) | DIASTOLIC (LOWER) | | | |
| MONDAY | __:__ AM | | | | | |
| | __:__ AM | | | | | |
| | __:__ PM | | | | | |
| | __:__ PM | | | | | |

| | TIME | BLOOD PRESSURE | | PULSE HEART RATE | WEIGHT | BLOOD SUGAR MEASUREMENTS (mg/dL) |
|---|---|---|---|---|---|---|
| | | SYSTOLIC (UPPER) | DIASTOLIC (LOWER) | | | |
| TUESDAY | __:__ AM | | | | | |
| | __:__ AM | | | | | |
| | __:__ PM | | | | | |
| | __:__ PM | | | | | |

| | TIME | BLOOD PRESSURE | | PULSE HEART RATE | WEIGHT | BLOOD SUGAR MEASUREMENTS (mg/dL) |
|---|---|---|---|---|---|---|
| | | SYSTOLIC (UPPER) | DIASTOLIC (LOWER) | | | |
| WEDNESDAY | __:__ AM | | | | | |
| | __:__ AM | | | | | |
| | __:__ PM | | | | | |
| | __:__ PM | | | | | |

| | TIME | BLOOD PRESSURE | | PULSE HEART RATE | WEIGHT | BLOOD SUGAR MEASUREMENTS (mg/dL) |
|---|---|---|---|---|---|---|
| | | SYSTOLIC (UPPER) | DIASTOLIC (LOWER) | | | |
| THURSDAY | __:__ AM | | | | | |
| | __:__ AM | | | | | |
| | __:__ PM | | | | | |
| | __:__ PM | | | | | |

YEAR: _____  MONTH: _____  WEEK: _____

| | TIME | BLOOD PRESSURE | | PULSE HEART RATE | WEIGHT | BLOOD SUGAR MEASUREMENTS (mg/dL) |
| | | SYSTOLIC (UPPER) | DIASTOLIC (LOWER) | | | |
|---|---|---|---|---|---|---|
| **MONDAY** | __:__ AM | | | | | |
| | __:__ AM | | | | | |
| | __:__ PM | | | | | |
| | __:__ PM | | | | | |

| | TIME | BLOOD PRESSURE | | PULSE HEART RATE | WEIGHT | BLOOD SUGAR MEASUREMENTS (mg/dL) |
| | | SYSTOLIC (UPPER) | DIASTOLIC (LOWER) | | | |
|---|---|---|---|---|---|---|
| **TUESDAY** | __:__ AM | | | | | |
| | __:__ AM | | | | | |
| | __:__ PM | | | | | |
| | __:__ PM | | | | | |

| | TIME | BLOOD PRESSURE | | PULSE HEART RATE | WEIGHT | BLOOD SUGAR MEASUREMENTS (mg/dL) |
| | | SYSTOLIC (UPPER) | DIASTOLIC (LOWER) | | | |
|---|---|---|---|---|---|---|
| **WEDNESDAY** | __:__ AM | | | | | |
| | __:__ AM | | | | | |
| | __:__ PM | | | | | |
| | __:__ PM | | | | | |

| | TIME | BLOOD PRESSURE | | PULSE HEART RATE | WEIGHT | BLOOD SUGAR MEASUREMENTS (mg/dL) |
| | | SYSTOLIC (UPPER) | DIASTOLIC (LOWER) | | | |
|---|---|---|---|---|---|---|
| **THURSDAY** | __:__ AM | | | | | |
| | __:__ AM | | | | | |
| | __:__ PM | | | | | |
| | __:__ PM | | | | | |

YEAR: _____  MONTH: _____  WEEK: _____

| | TIME | BLOOD PRESSURE | | PULSE HEART RATE | WEIGHT | BLOOD SUGAR MEASUREMENTS (mg/dL) |
| | | SYSTOLIC (UPPER) | DIASTOLIC (LOWER) | | | |
|---|---|---|---|---|---|---|
| **FRIDAY** | __:__ AM | | | | | |
| | __:__ AM | | | | | |
| | __:__ PM | | | | | |
| | __:__ PM | | | | | |

| | TIME | BLOOD PRESSURE | | PULSE HEART RATE | WEIGHT | BLOOD SUGAR MEASUREMENTS (mg/dL) |
| | | SYSTOLIC (UPPER) | DIASTOLIC (LOWER) | | | |
|---|---|---|---|---|---|---|
| **SATURDAY** | __:__ AM | | | | | |
| | __:__ AM | | | | | |
| | __:__ PM | | | | | |
| | __:__ PM | | | | | |

| | TIME | BLOOD PRESSURE | | PULSE HEART RATE | WEIGHT | BLOOD SUGAR MEASUREMENTS (mg/dL) |
| | | SYSTOLIC (UPPER) | DIASTOLIC (LOWER) | | | |
|---|---|---|---|---|---|---|
| **SUNDAY** | __:__ AM | | | | | |
| | __:__ AM | | | | | |
| | __:__ PM | | | | | |
| | __:__ PM | | | | | |

**WEEKLY NOTES:**

_____

_____

_____

_____

YEAR: MONTH: WEEK:

| | TIME | BLOOD PRESSURE | | PULSE HEART RATE | WEIGHT | BLOOD SUGAR MEASUREMENTS (mg/dL) |
|---|---|---|---|---|---|---|
| | | SYSTOLIC (UPPER) | DIASTOLIC (LOWER) | | | |
| MONDAY | __:__ AM | | | | | |
| | __:__ AM | | | | | |
| | __:__ PM | | | | | |
| | __:__ PM | | | | | |

| | TIME | BLOOD PRESSURE | | PULSE HEART RATE | WEIGHT | BLOOD SUGAR MEASUREMENTS (mg/dL) |
|---|---|---|---|---|---|---|
| | | SYSTOLIC (UPPER) | DIASTOLIC (LOWER) | | | |
| TUESDAY | __:__ AM | | | | | |
| | __:__ AM | | | | | |
| | __:__ PM | | | | | |
| | __:__ PM | | | | | |

| | TIME | BLOOD PRESSURE | | PULSE HEART RATE | WEIGHT | BLOOD SUGAR MEASUREMENTS (mg/dL) |
|---|---|---|---|---|---|---|
| | | SYSTOLIC (UPPER) | DIASTOLIC (LOWER) | | | |
| WEDNESDAY | __:__ AM | | | | | |
| | __:__ AM | | | | | |
| | __:__ PM | | | | | |
| | __:__ PM | | | | | |

| | TIME | BLOOD PRESSURE | | PULSE HEART RATE | WEIGHT | BLOOD SUGAR MEASUREMENTS (mg/dL) |
|---|---|---|---|---|---|---|
| | | SYSTOLIC (UPPER) | DIASTOLIC (LOWER) | | | |
| THURSDAY | __:__ AM | | | | | |
| | __:__ AM | | | | | |
| | __:__ PM | | | | | |
| | __:__ PM | | | | | |

YEAR: MONTH: WEEK:

| | TIME | BLOOD PRESSURE | | PULSE HEART RATE | WEIGHT | BLOOD SUGAR MEASUREMENTS (mg/dL) |
|---|---|---|---|---|---|---|
| | | SYSTOLIC (UPPER) | DIASTOLIC (LOWER) | | | |
| FRIDAY | __:__ AM | | | | | |
| | __:__ AM | | | | | |
| | __:__ PM | | | | | |
| | __:__ PM | | | | | |

| | TIME | BLOOD PRESSURE | | PULSE HEART RATE | WEIGHT | BLOOD SUGAR MEASUREMENTS (mg/dL) |
|---|---|---|---|---|---|---|
| | | SYSTOLIC (UPPER) | DIASTOLIC (LOWER) | | | |
| SATURDAY | __:__ AM | | | | | |
| | __:__ AM | | | | | |
| | __:__ PM | | | | | |
| | __:__ PM | | | | | |

| | TIME | BLOOD PRESSURE | | PULSE HEART RATE | WEIGHT | BLOOD SUGAR MEASUREMENTS (mg/dL) |
|---|---|---|---|---|---|---|
| | | SYSTOLIC (UPPER) | DIASTOLIC (LOWER) | | | |
| SUNDAY | __:__ AM | | | | | |
| | __:__ AM | | | | | |
| | __:__ PM | | | | | |
| | __:__ PM | | | | | |

**WEEKLY NOTES:**

_____
_____
_____
_____
_____
_____

YEAR:　　　　　　　　　MONTH:　　　　　　　　　WEEK:

| | TIME | BLOOD PRESSURE | | PULSE HEART RATE | WEIGHT | BLOOD SUGAR MEASUREMENTS (mg/dL) |
|---|---|---|---|---|---|---|
| | | SYSTOLIC (UPPER) | DIASTOLIC (LOWER) | | | |
| FRIDAY | __:__ AM | | | | | |
| | __:__ AM | | | | | |
| | __:__ PM | | | | | |
| | __:__ PM | | | | | |

| | TIME | BLOOD PRESSURE | | PULSE HEART RATE | WEIGHT | BLOOD SUGAR MEASUREMENTS (mg/dL) |
|---|---|---|---|---|---|---|
| | | SYSTOLIC (UPPER) | DIASTOLIC (LOWER) | | | |
| SATURDAY | __:__ AM | | | | | |
| | __:__ AM | | | | | |
| | __:__ PM | | | | | |
| | __:__ PM | | | | | |

| | TIME | BLOOD PRESSURE | | PULSE HEART RATE | WEIGHT | BLOOD SUGAR MEASUREMENTS (mg/dL) |
|---|---|---|---|---|---|---|
| | | SYSTOLIC (UPPER) | DIASTOLIC (LOWER) | | | |
| SUNDAY | __:__ AM | | | | | |
| | __:__ AM | | | | | |
| | __:__ PM | | | | | |
| | __:__ PM | | | | | |

**WEEKLY NOTES:**

_____

_____

_____

_____

_____

YEAR:	MONTH:	WEEK:

| | TIME | BLOOD PRESSURE | | PULSE HEART RATE | WEIGHT | BLOOD SUGAR MEASUREMENTS (mg/dL) |
| --- | --- | --- | --- | --- | --- | --- |
| | | SYSTOLIC (UPPER) | DIASTOLIC (LOWER) | | | |
| MONDAY | __:__ AM | | | | | |
| | __:__ AM | | | | | |
| | __:__ PM | | | | | |
| | __:__ PM | | | | | |

| | TIME | BLOOD PRESSURE | | PULSE HEART RATE | WEIGHT | BLOOD SUGAR MEASUREMENTS (mg/dL) |
| --- | --- | --- | --- | --- | --- | --- |
| | | SYSTOLIC (UPPER) | DIASTOLIC (LOWER) | | | |
| TUESDAY | __:__ AM | | | | | |
| | __:__ AM | | | | | |
| | __:__ PM | | | | | |
| | __:__ PM | | | | | |

| | TIME | BLOOD PRESSURE | | PULSE HEART RATE | WEIGHT | BLOOD SUGAR MEASUREMENTS (mg/dL) |
| --- | --- | --- | --- | --- | --- | --- |
| | | SYSTOLIC (UPPER) | DIASTOLIC (LOWER) | | | |
| WEDNESDAY | __:__ AM | | | | | |
| | __:__ AM | | | | | |
| | __:__ PM | | | | | |
| | __:__ PM | | | | | |

| | TIME | BLOOD PRESSURE | | PULSE HEART RATE | WEIGHT | BLOOD SUGAR MEASUREMENTS (mg/dL) |
| --- | --- | --- | --- | --- | --- | --- |
| | | SYSTOLIC (UPPER) | DIASTOLIC (LOWER) | | | |
| THURSDAY | __:__ AM | | | | | |
| | __:__ AM | | | | | |
| | __:__ PM | | | | | |
| | __:__ PM | | | | | |

YEAR:　　　　　　　　　MONTH:　　　　　　　　　WEEK:

| | TIME | BLOOD PRESSURE | | PULSE HEART RATE | WEIGHT | BLOOD SUGAR MEASUREMENTS (mg/dL) |
|---|---|---|---|---|---|---|
| | | SYSTOLIC (UPPER) | DIASTOLIC (LOWER) | | | |
| **FRIDAY** | __:__ AM | | | | | |
| | __:__ AM | | | | | |
| | __:__ PM | | | | | |
| | __:__ PM | | | | | |

| | TIME | BLOOD PRESSURE | | PULSE HEART RATE | WEIGHT | BLOOD SUGAR MEASUREMENTS (mg/dL) |
|---|---|---|---|---|---|---|
| | | SYSTOLIC (UPPER) | DIASTOLIC (LOWER) | | | |
| **SATURDAY** | __:__ AM | | | | | |
| | __:__ AM | | | | | |
| | __:__ PM | | | | | |
| | __:__ PM | | | | | |

| | TIME | BLOOD PRESSURE | | PULSE HEART RATE | WEIGHT | BLOOD SUGAR MEASUREMENTS (mg/dL) |
|---|---|---|---|---|---|---|
| | | SYSTOLIC (UPPER) | DIASTOLIC (LOWER) | | | |
| **SUNDAY** | __:__ AM | | | | | |
| | __:__ AM | | | | | |
| | __:__ PM | | | | | |
| | __:__ PM | | | | | |

**WEEKLY NOTES:**

_____
_____
_____
_____
_____

YEAR:	MONTH:	WEEK:

| | TIME | BLOOD PRESSURE | | PULSE HEART RATE | WEIGHT | BLOOD SUGAR MEASUREMENTS (mg/dL) |
| --- | --- | --- | --- | --- | --- | --- |
| | | SYSTOLIC (UPPER) | DIASTOLIC (LOWER) | | | |
| MONDAY | __:__ AM | | | | | |
| | __:__ AM | | | | | |
| | __:__ PM | | | | | |
| | __:__ PM | | | | | |

| | TIME | BLOOD PRESSURE | | PULSE HEART RATE | WEIGHT | BLOOD SUGAR MEASUREMENTS (mg/dL) |
| --- | --- | --- | --- | --- | --- | --- |
| | | SYSTOLIC (UPPER) | DIASTOLIC (LOWER) | | | |
| TUESDAY | __:__ AM | | | | | |
| | __:__ AM | | | | | |
| | __:__ PM | | | | | |
| | __:__ PM | | | | | |

| | TIME | BLOOD PRESSURE | | PULSE HEART RATE | WEIGHT | BLOOD SUGAR MEASUREMENTS (mg/dL) |
| --- | --- | --- | --- | --- | --- | --- |
| | | SYSTOLIC (UPPER) | DIASTOLIC (LOWER) | | | |
| WEDNESDAY | __:__ AM | | | | | |
| | __:__ AM | | | | | |
| | __:__ PM | | | | | |
| | __:__ PM | | | | | |

| | TIME | BLOOD PRESSURE | | PULSE HEART RATE | WEIGHT | BLOOD SUGAR MEASUREMENTS (mg/dL) |
| --- | --- | --- | --- | --- | --- | --- |
| | | SYSTOLIC (UPPER) | DIASTOLIC (LOWER) | | | |
| THURSDAY | __:__ AM | | | | | |
| | __:__ AM | | | | | |
| | __:__ PM | | | | | |
| | __:__ PM | | | | | |

YEAR:　　　　　　　　　MONTH:　　　　　　　　　WEEK:

| | TIME | BLOOD PRESSURE | | PULSE HEART RATE | WEIGHT | BLOOD SUGAR MEASUREMENTS (mg/dL) |
|---|---|---|---|---|---|---|
| | | SYSTOLIC (UPPER) | DIASTOLIC (LOWER) | | | |
| FRIDAY | __:__ AM | | | | | |
| | __:__ AM | | | | | |
| | __:__ PM | | | | | |
| | __:__ PM | | | | | |

| | TIME | BLOOD PRESSURE | | PULSE HEART RATE | WEIGHT | BLOOD SUGAR MEASUREMENTS (mg/dL) |
|---|---|---|---|---|---|---|
| | | SYSTOLIC (UPPER) | DIASTOLIC (LOWER) | | | |
| SATURDAY | __:__ AM | | | | | |
| | __:__ AM | | | | | |
| | __:__ PM | | | | | |
| | __:__ PM | | | | | |

| | TIME | BLOOD PRESSURE | | PULSE HEART RATE | WEIGHT | BLOOD SUGAR MEASUREMENTS (mg/dL) |
|---|---|---|---|---|---|---|
| | | SYSTOLIC (UPPER) | DIASTOLIC (LOWER) | | | |
| SUNDAY | __:__ AM | | | | | |
| | __:__ AM | | | | | |
| | __:__ PM | | | | | |
| | __:__ PM | | | | | |

**WEEKLY NOTES:**

_____

_____

_____

_____

_____

YEAR:  MONTH:  WEEK:

| | TIME | BLOOD PRESSURE | | PULSE HEART RATE | WEIGHT | BLOOD SUGAR MEASUREMENTS (mg/dL) |
| --- | --- | --- | --- | --- | --- | --- |
| | | SYSTOLIC (UPPER) | DIASTOLIC (LOWER) | | | |
| MONDAY | __:__ AM | | | | | |
| | __:__ AM | | | | | |
| | __:__ PM | | | | | |
| | __:__ PM | | | | | |

| | TIME | BLOOD PRESSURE | | PULSE HEART RATE | WEIGHT | BLOOD SUGAR MEASUREMENTS (mg/dL) |
| --- | --- | --- | --- | --- | --- | --- |
| | | SYSTOLIC (UPPER) | DIASTOLIC (LOWER) | | | |
| TUESDAY | __:__ AM | | | | | |
| | __:__ AM | | | | | |
| | __:__ PM | | | | | |
| | __:__ PM | | | | | |

| | TIME | BLOOD PRESSURE | | PULSE HEART RATE | WEIGHT | BLOOD SUGAR MEASUREMENTS (mg/dL) |
| --- | --- | --- | --- | --- | --- | --- |
| | | SYSTOLIC (UPPER) | DIASTOLIC (LOWER) | | | |
| WEDNESDAY | __:__ AM | | | | | |
| | __:__ AM | | | | | |
| | __:__ PM | | | | | |
| | __:__ PM | | | | | |

| | TIME | BLOOD PRESSURE | | PULSE HEART RATE | WEIGHT | BLOOD SUGAR MEASUREMENTS (mg/dL) |
| --- | --- | --- | --- | --- | --- | --- |
| | | SYSTOLIC (UPPER) | DIASTOLIC (LOWER) | | | |
| THURSDAY | __:__ AM | | | | | |
| | __:__ AM | | | | | |
| | __:__ PM | | | | | |
| | __:__ PM | | | | | |

YEAR:  MONTH:  WEEK:

| | TIME | BLOOD PRESSURE | | PULSE HEART RATE | WEIGHT | BLOOD SUGAR MEASUREMENTS (mg/dL) |
|---|---|---|---|---|---|---|
| | | SYSTOLIC (UPPER) | DIASTOLIC (LOWER) | | | |
| FRIDAY | __:__ AM | | | | | |
| | __:__ AM | | | | | |
| | __:__ PM | | | | | |
| | __:__ PM | | | | | |

| | TIME | BLOOD PRESSURE | | PULSE HEART RATE | WEIGHT | BLOOD SUGAR MEASUREMENTS (mg/dL) |
|---|---|---|---|---|---|---|
| | | SYSTOLIC (UPPER) | DIASTOLIC (LOWER) | | | |
| SATURDAY | __:__ AM | | | | | |
| | __:__ AM | | | | | |
| | __:__ PM | | | | | |
| | __:__ PM | | | | | |

| | TIME | BLOOD PRESSURE | | PULSE HEART RATE | WEIGHT | BLOOD SUGAR MEASUREMENTS (mg/dL) |
|---|---|---|---|---|---|---|
| | | SYSTOLIC (UPPER) | DIASTOLIC (LOWER) | | | |
| SUNDAY | __:__ AM | | | | | |
| | __:__ AM | | | | | |
| | __:__ PM | | | | | |
| | __:__ PM | | | | | |

**WEEKLY NOTES:**

_____
_____
_____
_____
_____

YEAR:  MONTH:  WEEK:

## MONDAY

| TIME | BLOOD PRESSURE | | PULSE HEART RATE | WEIGHT | BLOOD SUGAR MEASUREMENTS (mg/dL) |
|---|---|---|---|---|---|
| | SYSTOLIC (UPPER) | DIASTOLIC (LOWER) | | | |
| __:__ AM | | | | | |
| __:__ AM | | | | | |
| __:__ PM | | | | | |
| __:__ PM | | | | | |

## TUESDAY

| TIME | BLOOD PRESSURE | | PULSE HEART RATE | WEIGHT | BLOOD SUGAR MEASUREMENTS (mg/dL) |
|---|---|---|---|---|---|
| | SYSTOLIC (UPPER) | DIASTOLIC (LOWER) | | | |
| __:__ AM | | | | | |
| __:__ AM | | | | | |
| __:__ PM | | | | | |
| __:__ PM | | | | | |

## WEDNESDAY

| TIME | BLOOD PRESSURE | | PULSE HEART RATE | WEIGHT | BLOOD SUGAR MEASUREMENTS (mg/dL) |
|---|---|---|---|---|---|
| | SYSTOLIC (UPPER) | DIASTOLIC (LOWER) | | | |
| __:__ AM | | | | | |
| __:__ AM | | | | | |
| __:__ PM | | | | | |
| __:__ PM | | | | | |

## THURSDAY

| TIME | BLOOD PRESSURE | | PULSE HEART RATE | WEIGHT | BLOOD SUGAR MEASUREMENTS (mg/dL) |
|---|---|---|---|---|---|
| | SYSTOLIC (UPPER) | DIASTOLIC (LOWER) | | | |
| __:__ AM | | | | | |
| __:__ AM | | | | | |
| __:__ PM | | | | | |
| __:__ PM | | | | | |

YEAR:  MONTH:  WEEK:

| | TIME | BLOOD PRESSURE | | PULSE HEART RATE | WEIGHT | BLOOD SUGAR MEASUREMENTS (mg/dL) |
|---|---|---|---|---|---|---|
| | | SYSTOLIC (UPPER) | DIASTOLIC (LOWER) | | | |
| FRIDAY | __:__ AM | | | | | |
| | __:__ AM | | | | | |
| | __:__ PM | | | | | |
| | __:__ PM | | | | | |

| | TIME | BLOOD PRESSURE | | PULSE HEART RATE | WEIGHT | BLOOD SUGAR MEASUREMENTS (mg/dL) |
|---|---|---|---|---|---|---|
| | | SYSTOLIC (UPPER) | DIASTOLIC (LOWER) | | | |
| SATURDAY | __:__ AM | | | | | |
| | __:__ AM | | | | | |
| | __:__ PM | | | | | |
| | __:__ PM | | | | | |

| | TIME | BLOOD PRESSURE | | PULSE HEART RATE | WEIGHT | BLOOD SUGAR MEASUREMENTS (mg/dL) |
|---|---|---|---|---|---|---|
| | | SYSTOLIC (UPPER) | DIASTOLIC (LOWER) | | | |
| SUNDAY | __:__ AM | | | | | |
| | __:__ AM | | | | | |
| | __:__ PM | | | | | |
| | __:__ PM | | | | | |

**WEEKLY NOTES:**

_____
_____
_____
_____
_____

YEAR: MONTH: WEEK:

| | TIME | BLOOD PRESSURE | | PULSE HEART RATE | WEIGHT | BLOOD SUGAR MEASUREMENTS (mg/dL) |
|---|---|---|---|---|---|---|
| | | SYSTOLIC (UPPER) | DIASTOLIC (LOWER) | | | |
| MONDAY | __:__ AM | | | | | |
| | __:__ AM | | | | | |
| | __:__ PM | | | | | |
| | __:__ PM | | | | | |

| | TIME | BLOOD PRESSURE | | PULSE HEART RATE | WEIGHT | BLOOD SUGAR MEASUREMENTS (mg/dL) |
|---|---|---|---|---|---|---|
| | | SYSTOLIC (UPPER) | DIASTOLIC (LOWER) | | | |
| TUESDAY | __:__ AM | | | | | |
| | __:__ AM | | | | | |
| | __:__ PM | | | | | |
| | __:__ PM | | | | | |

| | TIME | BLOOD PRESSURE | | PULSE HEART RATE | WEIGHT | BLOOD SUGAR MEASUREMENTS (mg/dL) |
|---|---|---|---|---|---|---|
| | | SYSTOLIC (UPPER) | DIASTOLIC (LOWER) | | | |
| WEDNESDAY | __:__ AM | | | | | |
| | __:__ AM | | | | | |
| | __:__ PM | | | | | |
| | __:__ PM | | | | | |

| | TIME | BLOOD PRESSURE | | PULSE HEART RATE | WEIGHT | BLOOD SUGAR MEASUREMENTS (mg/dL) |
|---|---|---|---|---|---|---|
| | | SYSTOLIC (UPPER) | DIASTOLIC (LOWER) | | | |
| THURSDAY | __:__ AM | | | | | |
| | __:__ AM | | | | | |
| | __:__ PM | | | | | |
| | __:__ PM | | | | | |

YEAR:                    MONTH:                    WEEK:

| | TIME | BLOOD PRESSURE | | PULSE HEART RATE | WEIGHT | BLOOD SUGAR MEASUREMENTS (mg/dL) |
|---|---|---|---|---|---|---|
| | | SYSTOLIC (UPPER) | DIASTOLIC (LOWER) | | | |
| **FRIDAY** | __:__ AM | | | | | |
| | __:__ AM | | | | | |
| | __:__ PM | | | | | |
| | __:__ PM | | | | | |

| | TIME | BLOOD PRESSURE | | PULSE HEART RATE | WEIGHT | BLOOD SUGAR MEASUREMENTS (mg/dL) |
|---|---|---|---|---|---|---|
| | | SYSTOLIC (UPPER) | DIASTOLIC (LOWER) | | | |
| **SATURDAY** | __:__ AM | | | | | |
| | __:__ AM | | | | | |
| | __:__ PM | | | | | |
| | __:__ PM | | | | | |

| | TIME | BLOOD PRESSURE | | PULSE HEART RATE | WEIGHT | BLOOD SUGAR MEASUREMENTS (mg/dL) |
|---|---|---|---|---|---|---|
| | | SYSTOLIC (UPPER) | DIASTOLIC (LOWER) | | | |
| **SUNDAY** | __:__ AM | | | | | |
| | __:__ AM | | | | | |
| | __:__ PM | | | | | |
| | __:__ PM | | | | | |

**WEEKLY NOTES:**

_____
_____
_____
_____
_____

YEAR:   MONTH:   WEEK:

| | TIME | BLOOD PRESSURE | | PULSE HEART RATE | WEIGHT | BLOOD SUGAR MEASUREMENTS (mg/dL) |
| --- | --- | --- | --- | --- | --- | --- |
| | | SYSTOLIC (UPPER) | DIASTOLIC (LOWER) | | | |
| MONDAY | __:__ AM | | | | | |
| | __:__ AM | | | | | |
| | __:__ PM | | | | | |
| | __:__ PM | | | | | |

| | TIME | BLOOD PRESSURE | | PULSE HEART RATE | WEIGHT | BLOOD SUGAR MEASUREMENTS (mg/dL) |
| --- | --- | --- | --- | --- | --- | --- |
| | | SYSTOLIC (UPPER) | DIASTOLIC (LOWER) | | | |
| TUESDAY | __:__ AM | | | | | |
| | __:__ AM | | | | | |
| | __:__ PM | | | | | |
| | __:__ PM | | | | | |

| | TIME | BLOOD PRESSURE | | PULSE HEART RATE | WEIGHT | BLOOD SUGAR MEASUREMENTS (mg/dL) |
| --- | --- | --- | --- | --- | --- | --- |
| | | SYSTOLIC (UPPER) | DIASTOLIC (LOWER) | | | |
| WEDNESDAY | __:__ AM | | | | | |
| | __:__ AM | | | | | |
| | __:__ PM | | | | | |
| | __:__ PM | | | | | |

| | TIME | BLOOD PRESSURE | | PULSE HEART RATE | WEIGHT | BLOOD SUGAR MEASUREMENTS (mg/dL) |
| --- | --- | --- | --- | --- | --- | --- |
| | | SYSTOLIC (UPPER) | DIASTOLIC (LOWER) | | | |
| THURSDAY | __:__ AM | | | | | |
| | __:__ AM | | | | | |
| | __:__ PM | | | | | |
| | __:__ PM | | | | | |

YEAR:　　　　　　　　MONTH:　　　　　　　　WEEK:

| | TIME | BLOOD PRESSURE | | PULSE HEART RATE | WEIGHT | BLOOD SUGAR MEASUREMENTS (mg/dL) |
|---|---|---|---|---|---|---|
| | | SYSTOLIC (UPPER) | DIASTOLIC (LOWER) | | | |
| **FRIDAY** | __:__ AM | | | | | |
| | __:__ AM | | | | | |
| | __:__ PM | | | | | |
| | __:__ PM | | | | | |

| | TIME | BLOOD PRESSURE | | PULSE HEART RATE | WEIGHT | BLOOD SUGAR MEASUREMENTS (mg/dL) |
|---|---|---|---|---|---|---|
| | | SYSTOLIC (UPPER) | DIASTOLIC (LOWER) | | | |
| **SATURDAY** | __:__ AM | | | | | |
| | __:__ AM | | | | | |
| | __:__ PM | | | | | |
| | __:__ PM | | | | | |

| | TIME | BLOOD PRESSURE | | PULSE HEART RATE | WEIGHT | BLOOD SUGAR MEASUREMENTS (mg/dL) |
|---|---|---|---|---|---|---|
| | | SYSTOLIC (UPPER) | DIASTOLIC (LOWER) | | | |
| **SUNDAY** | __:__ AM | | | | | |
| | __:__ AM | | | | | |
| | __:__ PM | | | | | |
| | __:__ PM | | | | | |

**WEEKLY NOTES:**

_____
_____
_____
_____
_____

YEAR:　　　　　　　　　　MONTH:　　　　　　　　　　WEEK:

| | TIME | BLOOD PRESSURE | | PULSE HEART RATE | WEIGHT | BLOOD SUGAR MEASUREMENTS (mg/dL) |
|---|---|---|---|---|---|---|
| | | SYSTOLIC (UPPER) | DIASTOLIC (LOWER) | | | |
| **MONDAY** | __:__ AM | | | | | |
| | __:__ AM | | | | | |
| | __:__ PM | | | | | |
| | __:__ PM | | | | | |

| | TIME | BLOOD PRESSURE | | PULSE HEART RATE | WEIGHT | BLOOD SUGAR MEASUREMENTS (mg/dL) |
|---|---|---|---|---|---|---|
| | | SYSTOLIC (UPPER) | DIASTOLIC (LOWER) | | | |
| **TUESDAY** | __:__ AM | | | | | |
| | __:__ AM | | | | | |
| | __:__ PM | | | | | |
| | __:__ PM | | | | | |

| | TIME | BLOOD PRESSURE | | PULSE HEART RATE | WEIGHT | BLOOD SUGAR MEASUREMENTS (mg/dL) |
|---|---|---|---|---|---|---|
| | | SYSTOLIC (UPPER) | DIASTOLIC (LOWER) | | | |
| **WEDNESDAY** | __:__ AM | | | | | |
| | __:__ AM | | | | | |
| | __:__ PM | | | | | |
| | __:__ PM | | | | | |

| | TIME | BLOOD PRESSURE | | PULSE HEART RATE | WEIGHT | BLOOD SUGAR MEASUREMENTS (mg/dL) |
|---|---|---|---|---|---|---|
| | | SYSTOLIC (UPPER) | DIASTOLIC (LOWER) | | | |
| **THURSDAY** | __:__ AM | | | | | |
| | __:__ AM | | | | | |
| | __:__ PM | | | | | |
| | __:__ PM | | | | | |

YEAR:　　　　　　　　MONTH:　　　　　　　　WEEK:

| | TIME | BLOOD PRESSURE | | PULSE HEART RATE | WEIGHT | BLOOD SUGAR MEASUREMENTS (mg/dL) |
| --- | --- | --- | --- | --- | --- | --- |
| | | SYSTOLIC (UPPER) | DIASTOLIC (LOWER) | | | |
| FRIDAY | __:__ AM | | | | | |
| | __:__ AM | | | | | |
| | __:__ PM | | | | | |
| | __:__ PM | | | | | |

| | TIME | BLOOD PRESSURE | | PULSE HEART RATE | WEIGHT | BLOOD SUGAR MEASUREMENTS (mg/dL) |
| --- | --- | --- | --- | --- | --- | --- |
| | | SYSTOLIC (UPPER) | DIASTOLIC (LOWER) | | | |
| SATURDAY | __:__ AM | | | | | |
| | __:__ AM | | | | | |
| | __:__ PM | | | | | |
| | __:__ PM | | | | | |

| | TIME | BLOOD PRESSURE | | PULSE HEART RATE | WEIGHT | BLOOD SUGAR MEASUREMENTS (mg/dL) |
| --- | --- | --- | --- | --- | --- | --- |
| | | SYSTOLIC (UPPER) | DIASTOLIC (LOWER) | | | |
| SUNDAY | __:__ AM | | | | | |
| | __:__ AM | | | | | |
| | __:__ PM | | | | | |
| | __:__ PM | | | | | |

**WEEKLY NOTES:**

_____
_____
_____
_____
_____

YEAR:  MONTH:  WEEK:

| | TIME | BLOOD PRESSURE | | PULSE HEART RATE | WEIGHT | BLOOD SUGAR MEASUREMENTS (mg/dL) |
|---|---|---|---|---|---|---|
| | | SYSTOLIC (UPPER) | DIASTOLIC (LOWER) | | | |
| **MONDAY** | __:__ AM | | | | | |
| | __:__ AM | | | | | |
| | __:__ PM | | | | | |
| | __:__ PM | | | | | |

| | TIME | BLOOD PRESSURE | | PULSE HEART RATE | WEIGHT | BLOOD SUGAR MEASUREMENTS (mg/dL) |
|---|---|---|---|---|---|---|
| | | SYSTOLIC (UPPER) | DIASTOLIC (LOWER) | | | |
| **TUESDAY** | __:__ AM | | | | | |
| | __:__ AM | | | | | |
| | __:__ PM | | | | | |
| | __:__ PM | | | | | |

| | TIME | BLOOD PRESSURE | | PULSE HEART RATE | WEIGHT | BLOOD SUGAR MEASUREMENTS (mg/dL) |
|---|---|---|---|---|---|---|
| | | SYSTOLIC (UPPER) | DIASTOLIC (LOWER) | | | |
| **WEDNESDAY** | __:__ AM | | | | | |
| | __:__ AM | | | | | |
| | __:__ PM | | | | | |
| | __:__ PM | | | | | |

| | TIME | BLOOD PRESSURE | | PULSE HEART RATE | WEIGHT | BLOOD SUGAR MEASUREMENTS (mg/dL) |
|---|---|---|---|---|---|---|
| | | SYSTOLIC (UPPER) | DIASTOLIC (LOWER) | | | |
| **THURSDAY** | __:__ AM | | | | | |
| | __:__ AM | | | | | |
| | __:__ PM | | | | | |
| | __:__ PM | | | | | |

YEAR:  MONTH:  WEEK:

| TIME | BLOOD PRESSURE | | PULSE HEART RATE | WEIGHT | BLOOD SUGAR MEASUREMENTS (mg/dL) |
|---|---|---|---|---|---|
| | SYSTOLIC (UPPER) | DIASTOLIC (LOWER) | | | |
| **FRIDAY** __:__ AM | | | | | |
| __:__ AM | | | | | |
| __:__ PM | | | | | |
| __:__ PM | | | | | |

| TIME | BLOOD PRESSURE | | PULSE HEART RATE | WEIGHT | BLOOD SUGAR MEASUREMENTS (mg/dL) |
|---|---|---|---|---|---|
| | SYSTOLIC (UPPER) | DIASTOLIC (LOWER) | | | |
| **SATURDAY** __:__ AM | | | | | |
| __:__ AM | | | | | |
| __:__ PM | | | | | |
| __:__ PM | | | | | |

| TIME | BLOOD PRESSURE | | PULSE HEART RATE | WEIGHT | BLOOD SUGAR MEASUREMENTS (mg/dL) |
|---|---|---|---|---|---|
| | SYSTOLIC (UPPER) | DIASTOLIC (LOWER) | | | |
| **SUNDAY** __:__ AM | | | | | |
| __:__ AM | | | | | |
| __:__ PM | | | | | |
| __:__ PM | | | | | |

**WEEKLY NOTES:**

_____
_____
_____
_____
_____

YEAR:                    MONTH:                    WEEK:

| | TIME | BLOOD PRESSURE | | PULSE HEART RATE | WEIGHT | BLOOD SUGAR MEASUREMENTS (mg/dL) |
|---|---|---|---|---|---|---|
| | | SYSTOLIC (UPPER) | DIASTOLIC (LOWER) | | | |
| MONDAY | __:__ AM | | | | | |
| | __:__ AM | | | | | |
| | __:__ PM | | | | | |
| | __:__ PM | | | | | |

| | TIME | BLOOD PRESSURE | | PULSE HEART RATE | WEIGHT | BLOOD SUGAR MEASUREMENTS (mg/dL) |
|---|---|---|---|---|---|---|
| | | SYSTOLIC (UPPER) | DIASTOLIC (LOWER) | | | |
| TUESDAY | __:__ AM | | | | | |
| | __:__ AM | | | | | |
| | __:__ PM | | | | | |
| | __:__ PM | | | | | |

| | TIME | BLOOD PRESSURE | | PULSE HEART RATE | WEIGHT | BLOOD SUGAR MEASUREMENTS (mg/dL) |
|---|---|---|---|---|---|---|
| | | SYSTOLIC (UPPER) | DIASTOLIC (LOWER) | | | |
| WEDNESDAY | __:__ AM | | | | | |
| | __:__ AM | | | | | |
| | __:__ PM | | | | | |
| | __:__ PM | | | | | |

| | TIME | BLOOD PRESSURE | | PULSE HEART RATE | WEIGHT | BLOOD SUGAR MEASUREMENTS (mg/dL) |
|---|---|---|---|---|---|---|
| | | SYSTOLIC (UPPER) | DIASTOLIC (LOWER) | | | |
| THURSDAY | __:__ AM | | | | | |
| | __:__ AM | | | | | |
| | __:__ PM | | | | | |
| | __:__ PM | | | | | |

YEAR:    MONTH:    WEEK:

| | TIME | BLOOD PRESSURE | | PULSE HEART RATE | WEIGHT | BLOOD SUGAR MEASUREMENTS (mg/dL) |
|---|---|---|---|---|---|---|
| | | SYSTOLIC (UPPER) | DIASTOLIC (LOWER) | | | |
| FRIDAY | __:__ AM | | | | | |
| | __:__ AM | | | | | |
| | __:__ PM | | | | | |
| | __:__ PM | | | | | |

| | TIME | BLOOD PRESSURE | | PULSE HEART RATE | WEIGHT | BLOOD SUGAR MEASUREMENTS (mg/dL) |
|---|---|---|---|---|---|---|
| | | SYSTOLIC (UPPER) | DIASTOLIC (LOWER) | | | |
| SATURDAY | __:__ AM | | | | | |
| | __:__ AM | | | | | |
| | __:__ PM | | | | | |
| | __:__ PM | | | | | |

| | TIME | BLOOD PRESSURE | | PULSE HEART RATE | WEIGHT | BLOOD SUGAR MEASUREMENTS (mg/dL) |
|---|---|---|---|---|---|---|
| | | SYSTOLIC (UPPER) | DIASTOLIC (LOWER) | | | |
| SUNDAY | __:__ AM | | | | | |
| | __:__ AM | | | | | |
| | __:__ PM | | | | | |
| | __:__ PM | | | | | |

**WEEKLY NOTES:**

_____

_____

_____

_____

_____

_____

YEAR:  MONTH:  WEEK:

| | TIME | BLOOD PRESSURE | | PULSE HEART RATE | WEIGHT | BLOOD SUGAR MEASUREMENTS (mg/dL) |
|---|---|---|---|---|---|---|
| | | SYSTOLIC (UPPER) | DIASTOLIC (LOWER) | | | |
| **MONDAY** | __:__ AM | | | | | |
| | __:__ AM | | | | | |
| | __:__ PM | | | | | |
| | __:__ PM | | | | | |

| | TIME | BLOOD PRESSURE | | PULSE HEART RATE | WEIGHT | BLOOD SUGAR MEASUREMENTS (mg/dL) |
|---|---|---|---|---|---|---|
| | | SYSTOLIC (UPPER) | DIASTOLIC (LOWER) | | | |
| **TUESDAY** | __:__ AM | | | | | |
| | __:__ AM | | | | | |
| | __:__ PM | | | | | |
| | __:__ PM | | | | | |

| | TIME | BLOOD PRESSURE | | PULSE HEART RATE | WEIGHT | BLOOD SUGAR MEASUREMENTS (mg/dL) |
|---|---|---|---|---|---|---|
| | | SYSTOLIC (UPPER) | DIASTOLIC (LOWER) | | | |
| **WEDNESDAY** | __:__ AM | | | | | |
| | __:__ AM | | | | | |
| | __:__ PM | | | | | |
| | __:__ PM | | | | | |

| | TIME | BLOOD PRESSURE | | PULSE HEART RATE | WEIGHT | BLOOD SUGAR MEASUREMENTS (mg/dL) |
|---|---|---|---|---|---|---|
| | | SYSTOLIC (UPPER) | DIASTOLIC (LOWER) | | | |
| **THURSDAY** | __:__ AM | | | | | |
| | __:__ AM | | | | | |
| | __:__ PM | | | | | |
| | __:__ PM | | | | | |

YEAR:                    MONTH:                    WEEK:

| | TIME | BLOOD PRESSURE | | PULSE HEART RATE | WEIGHT | BLOOD SUGAR MEASUREMENTS (mg/dL) |
| --- | --- | --- | --- | --- | --- | --- |
| | | SYSTOLIC (UPPER) | DIASTOLIC (LOWER) | | | |
| FRIDAY | __:__ AM | | | | | |
| | __:__ AM | | | | | |
| | __:__ PM | | | | | |
| | __:__ PM | | | | | |

| | TIME | BLOOD PRESSURE | | PULSE HEART RATE | WEIGHT | BLOOD SUGAR MEASUREMENTS (mg/dL) |
| --- | --- | --- | --- | --- | --- | --- |
| | | SYSTOLIC (UPPER) | DIASTOLIC (LOWER) | | | |
| SATURDAY | __:__ AM | | | | | |
| | __:__ AM | | | | | |
| | __:__ PM | | | | | |
| | __:__ PM | | | | | |

| | TIME | BLOOD PRESSURE | | PULSE HEART RATE | WEIGHT | BLOOD SUGAR MEASUREMENTS (mg/dL) |
| --- | --- | --- | --- | --- | --- | --- |
| | | SYSTOLIC (UPPER) | DIASTOLIC (LOWER) | | | |
| SUNDAY | __:__ AM | | | | | |
| | __:__ AM | | | | | |
| | __:__ PM | | | | | |
| | __:__ PM | | | | | |

**WEEKLY NOTES:**

_____
_____
_____
_____
_____
_____

YEAR:  MONTH:  WEEK:

| | TIME | BLOOD PRESSURE | | PULSE HEART RATE | WEIGHT | BLOOD SUGAR MEASUREMENTS (mg/dL) |
| --- | --- | --- | --- | --- | --- | --- |
| | | SYSTOLIC (UPPER) | DIASTOLIC (LOWER) | | | |
| MONDAY | __:__ AM | | | | | |
| | __:__ AM | | | | | |
| | __:__ PM | | | | | |
| | __:__ PM | | | | | |

| | TIME | BLOOD PRESSURE | | PULSE HEART RATE | WEIGHT | BLOOD SUGAR MEASUREMENTS (mg/dL) |
| --- | --- | --- | --- | --- | --- | --- |
| | | SYSTOLIC (UPPER) | DIASTOLIC (LOWER) | | | |
| TUESDAY | __:__ AM | | | | | |
| | __:__ AM | | | | | |
| | __:__ PM | | | | | |
| | __:__ PM | | | | | |

| | TIME | BLOOD PRESSURE | | PULSE HEART RATE | WEIGHT | BLOOD SUGAR MEASUREMENTS (mg/dL) |
| --- | --- | --- | --- | --- | --- | --- |
| | | SYSTOLIC (UPPER) | DIASTOLIC (LOWER) | | | |
| WEDNESDAY | __:__ AM | | | | | |
| | __:__ AM | | | | | |
| | __:__ PM | | | | | |
| | __:__ PM | | | | | |

| | TIME | BLOOD PRESSURE | | PULSE HEART RATE | WEIGHT | BLOOD SUGAR MEASUREMENTS (mg/dL) |
| --- | --- | --- | --- | --- | --- | --- |
| | | SYSTOLIC (UPPER) | DIASTOLIC (LOWER) | | | |
| THURSDAY | __:__ AM | | | | | |
| | __:__ AM | | | | | |
| | __:__ PM | | | | | |
| | __:__ PM | | | | | |

YEAR:  MONTH:  WEEK:

| | TIME | BLOOD PRESSURE | | PULSE HEART RATE | WEIGHT | BLOOD SUGAR MEASUREMENTS (mg/dL) |
|---|---|---|---|---|---|---|
| | | SYSTOLIC (UPPER) | DIASTOLIC (LOWER) | | | |
| **FRIDAY** | __:__ AM | | | | | |
| | __:__ AM | | | | | |
| | __:__ PM | | | | | |
| | __:__ PM | | | | | |

| | TIME | BLOOD PRESSURE | | PULSE HEART RATE | WEIGHT | BLOOD SUGAR MEASUREMENTS (mg/dL) |
|---|---|---|---|---|---|---|
| | | SYSTOLIC (UPPER) | DIASTOLIC (LOWER) | | | |
| **SATURDAY** | __:__ AM | | | | | |
| | __:__ AM | | | | | |
| | __:__ PM | | | | | |
| | __:__ PM | | | | | |

| | TIME | BLOOD PRESSURE | | PULSE HEART RATE | WEIGHT | BLOOD SUGAR MEASUREMENTS (mg/dL) |
|---|---|---|---|---|---|---|
| | | SYSTOLIC (UPPER) | DIASTOLIC (LOWER) | | | |
| **SUNDAY** | __:__ AM | | | | | |
| | __:__ AM | | | | | |
| | __:__ PM | | | | | |
| | __:__ PM | | | | | |

**WEEKLY NOTES:**

_____
_____
_____
_____
_____
_____

YEAR:  MONTH:  WEEK:

| | TIME | BLOOD PRESSURE | | PULSE HEART RATE | WEIGHT | BLOOD SUGAR MEASUREMENTS (mg/dL) |
|---|---|---|---|---|---|---|
| | | SYSTOLIC (UPPER) | DIASTOLIC (LOWER) | | | |
| **MONDAY** | __:__ AM | | | | | |
| | __:__ AM | | | | | |
| | __:__ PM | | | | | |
| | __:__ PM | | | | | |

| | TIME | BLOOD PRESSURE | | PULSE HEART RATE | WEIGHT | BLOOD SUGAR MEASUREMENTS (mg/dL) |
|---|---|---|---|---|---|---|
| | | SYSTOLIC (UPPER) | DIASTOLIC (LOWER) | | | |
| **TUESDAY** | __:__ AM | | | | | |
| | __:__ AM | | | | | |
| | __:__ PM | | | | | |
| | __:__ PM | | | | | |

| | TIME | BLOOD PRESSURE | | PULSE HEART RATE | WEIGHT | BLOOD SUGAR MEASUREMENTS (mg/dL) |
|---|---|---|---|---|---|---|
| | | SYSTOLIC (UPPER) | DIASTOLIC (LOWER) | | | |
| **WEDNESDAY** | __:__ AM | | | | | |
| | __:__ AM | | | | | |
| | __:__ PM | | | | | |
| | __:__ PM | | | | | |

| | TIME | BLOOD PRESSURE | | PULSE HEART RATE | WEIGHT | BLOOD SUGAR MEASUREMENTS (mg/dL) |
|---|---|---|---|---|---|---|
| | | SYSTOLIC (UPPER) | DIASTOLIC (LOWER) | | | |
| **THURSDAY** | __:__ AM | | | | | |
| | __:__ AM | | | | | |
| | __:__ PM | | | | | |
| | __:__ PM | | | | | |

YEAR:　　　　　　　　　　MONTH:　　　　　　　　　　WEEK:

| | TIME | BLOOD PRESSURE | | PULSE HEART RATE | WEIGHT | BLOOD SUGAR MEASUREMENTS (mg/dL) |
|---|---|---|---|---|---|---|
| | | SYSTOLIC (UPPER) | DIASTOLIC (LOWER) | | | |
| FRIDAY | __:__ AM | | | | | |
| | __:__ AM | | | | | |
| | __:__ PM | | | | | |
| | __:__ PM | | | | | |

| | TIME | BLOOD PRESSURE | | PULSE HEART RATE | WEIGHT | BLOOD SUGAR MEASUREMENTS (mg/dL) |
|---|---|---|---|---|---|---|
| | | SYSTOLIC (UPPER) | DIASTOLIC (LOWER) | | | |
| SATURDAY | __:__ AM | | | | | |
| | __:__ AM | | | | | |
| | __:__ PM | | | | | |
| | __:__ PM | | | | | |

| | TIME | BLOOD PRESSURE | | PULSE HEART RATE | WEIGHT | BLOOD SUGAR MEASUREMENTS (mg/dL) |
|---|---|---|---|---|---|---|
| | | SYSTOLIC (UPPER) | DIASTOLIC (LOWER) | | | |
| SUNDAY | __:__ AM | | | | | |
| | __:__ AM | | | | | |
| | __:__ PM | | | | | |
| | __:__ PM | | | | | |

**WEEKLY NOTES:**

_____

_____

_____

_____

_____

_____

YEAR:  MONTH:  WEEK:

## MONDAY

| TIME | BLOOD PRESSURE | | PULSE HEART RATE | WEIGHT | BLOOD SUGAR MEASUREMENTS (mg/dL) |
|---|---|---|---|---|---|
| | SYSTOLIC (UPPER) | DIASTOLIC (LOWER) | | | |
| __:__ AM | | | | | |
| __:__ AM | | | | | |
| __:__ PM | | | | | |
| __:__ PM | | | | | |

## TUESDAY

| TIME | BLOOD PRESSURE | | PULSE HEART RATE | WEIGHT | BLOOD SUGAR MEASUREMENTS (mg/dL) |
|---|---|---|---|---|---|
| | SYSTOLIC (UPPER) | DIASTOLIC (LOWER) | | | |
| __:__ AM | | | | | |
| __:__ AM | | | | | |
| __:__ PM | | | | | |
| __:__ PM | | | | | |

## WEDNESDAY

| TIME | BLOOD PRESSURE | | PULSE HEART RATE | WEIGHT | BLOOD SUGAR MEASUREMENTS (mg/dL) |
|---|---|---|---|---|---|
| | SYSTOLIC (UPPER) | DIASTOLIC (LOWER) | | | |
| __:__ AM | | | | | |
| __:__ AM | | | | | |
| __:__ PM | | | | | |
| __:__ PM | | | | | |

## THURSDAY

| TIME | BLOOD PRESSURE | | PULSE HEART RATE | WEIGHT | BLOOD SUGAR MEASUREMENTS (mg/dL) |
|---|---|---|---|---|---|
| | SYSTOLIC (UPPER) | DIASTOLIC (LOWER) | | | |
| __:__ AM | | | | | |
| __:__ AM | | | | | |
| __:__ PM | | | | | |
| __:__ PM | | | | | |

YEAR:  MONTH:  WEEK:

| | TIME | BLOOD PRESSURE | | PULSE HEART RATE | WEIGHT | BLOOD SUGAR MEASUREMENTS (mg/dL) |
| --- | --- | --- | --- | --- | --- | --- |
| | | SYSTOLIC (UPPER) | DIASTOLIC (LOWER) | | | |
| FRIDAY | __:__ AM | | | | | |
| | __:__ AM | | | | | |
| | __:__ PM | | | | | |
| | __:__ PM | | | | | |

| | TIME | BLOOD PRESSURE | | PULSE HEART RATE | WEIGHT | BLOOD SUGAR MEASUREMENTS (mg/dL) |
| --- | --- | --- | --- | --- | --- | --- |
| | | SYSTOLIC (UPPER) | DIASTOLIC (LOWER) | | | |
| SATURDAY | __:__ AM | | | | | |
| | __:__ AM | | | | | |
| | __:__ PM | | | | | |
| | __:__ PM | | | | | |

| | TIME | BLOOD PRESSURE | | PULSE HEART RATE | WEIGHT | BLOOD SUGAR MEASUREMENTS (mg/dL) |
| --- | --- | --- | --- | --- | --- | --- |
| | | SYSTOLIC (UPPER) | DIASTOLIC (LOWER) | | | |
| SUNDAY | __:__ AM | | | | | |
| | __:__ AM | | | | | |
| | __:__ PM | | | | | |
| | __:__ PM | | | | | |

**WEEKLY NOTES:**

_____
_____
_____
_____
_____
_____

YEAR:  MONTH:  WEEK:

| | TIME | BLOOD PRESSURE | | PULSE HEART RATE | WEIGHT | BLOOD SUGAR MEASUREMENTS (mg/dL) |
|---|---|---|---|---|---|---|
| | | SYSTOLIC (UPPER) | DIASTOLIC (LOWER) | | | |
| MONDAY | __:__ AM | | | | | |
| | __:__ AM | | | | | |
| | __:__ PM | | | | | |
| | __:__ PM | | | | | |

| | TIME | BLOOD PRESSURE | | PULSE HEART RATE | WEIGHT | BLOOD SUGAR MEASUREMENTS (mg/dL) |
|---|---|---|---|---|---|---|
| | | SYSTOLIC (UPPER) | DIASTOLIC (LOWER) | | | |
| TUESDAY | __:__ AM | | | | | |
| | __:__ AM | | | | | |
| | __:__ PM | | | | | |
| | __:__ PM | | | | | |

| | TIME | BLOOD PRESSURE | | PULSE HEART RATE | WEIGHT | BLOOD SUGAR MEASUREMENTS (mg/dL) |
|---|---|---|---|---|---|---|
| | | SYSTOLIC (UPPER) | DIASTOLIC (LOWER) | | | |
| WEDNESDAY | __:__ AM | | | | | |
| | __:__ AM | | | | | |
| | __:__ PM | | | | | |
| | __:__ PM | | | | | |

| | TIME | BLOOD PRESSURE | | PULSE HEART RATE | WEIGHT | BLOOD SUGAR MEASUREMENTS (mg/dL) |
|---|---|---|---|---|---|---|
| | | SYSTOLIC (UPPER) | DIASTOLIC (LOWER) | | | |
| THURSDAY | __:__ AM | | | | | |
| | __:__ AM | | | | | |
| | __:__ PM | | | | | |
| | __:__ PM | | | | | |

YEAR:                    MONTH:                    WEEK:

## FRIDAY

| TIME | BLOOD PRESSURE | | PULSE HEART RATE | WEIGHT | BLOOD SUGAR MEASUREMENTS (mg/dL) |
|---|---|---|---|---|---|
| | SYSTOLIC (UPPER) | DIASTOLIC (LOWER) | | | |
| __:__ AM | | | | | |
| __:__ AM | | | | | |
| __:__ PM | | | | | |
| __:__ PM | | | | | |

## SATURDAY

| TIME | BLOOD PRESSURE | | PULSE HEART RATE | WEIGHT | BLOOD SUGAR MEASUREMENTS (mg/dL) |
|---|---|---|---|---|---|
| | SYSTOLIC (UPPER) | DIASTOLIC (LOWER) | | | |
| __:__ AM | | | | | |
| __:__ AM | | | | | |
| __:__ PM | | | | | |
| __:__ PM | | | | | |

## SUNDAY

| TIME | BLOOD PRESSURE | | PULSE HEART RATE | WEIGHT | BLOOD SUGAR MEASUREMENTS (mg/dL) |
|---|---|---|---|---|---|
| | SYSTOLIC (UPPER) | DIASTOLIC (LOWER) | | | |
| __:__ AM | | | | | |
| __:__ AM | | | | | |
| __:__ PM | | | | | |
| __:__ PM | | | | | |

**WEEKLY NOTES:**

_____
_____
_____
_____
_____
_____
_____

YEAR:                    MONTH:                    WEEK:

| | TIME | BLOOD PRESSURE | | PULSE HEART RATE | WEIGHT | BLOOD SUGAR MEASUREMENTS (mg/dL) |
| --- | --- | --- | --- | --- | --- | --- |
| | | SYSTOLIC (UPPER) | DIASTOLIC (LOWER) | | | |
| MONDAY | __:__ AM | | | | | |
| | __:__ AM | | | | | |
| | __:__ PM | | | | | |
| | __:__ PM | | | | | |

| | TIME | BLOOD PRESSURE | | PULSE HEART RATE | WEIGHT | BLOOD SUGAR MEASUREMENTS (mg/dL) |
| --- | --- | --- | --- | --- | --- | --- |
| | | SYSTOLIC (UPPER) | DIASTOLIC (LOWER) | | | |
| TUESDAY | __:__ AM | | | | | |
| | __:__ AM | | | | | |
| | __:__ PM | | | | | |
| | __:__ PM | | | | | |

| | TIME | BLOOD PRESSURE | | PULSE HEART RATE | WEIGHT | BLOOD SUGAR MEASUREMENTS (mg/dL) |
| --- | --- | --- | --- | --- | --- | --- |
| | | SYSTOLIC (UPPER) | DIASTOLIC (LOWER) | | | |
| WEDNESDAY | __:__ AM | | | | | |
| | __:__ AM | | | | | |
| | __:__ PM | | | | | |
| | __:__ PM | | | | | |

| | TIME | BLOOD PRESSURE | | PULSE HEART RATE | WEIGHT | BLOOD SUGAR MEASUREMENTS (mg/dL) |
| --- | --- | --- | --- | --- | --- | --- |
| | | SYSTOLIC (UPPER) | DIASTOLIC (LOWER) | | | |
| THURSDAY | __:__ AM | | | | | |
| | __:__ AM | | | | | |
| | __:__ PM | | | | | |
| | __:__ PM | | | | | |

YEAR: MONTH: WEEK:

FRIDAY

| TIME | BLOOD PRESSURE | | PULSE HEART RATE | WEIGHT | BLOOD SUGAR MEASUREMENTS (mg/dL) |
|---|---|---|---|---|---|
| | SYSTOLIC (UPPER) | DIASTOLIC (LOWER) | | | |
| __:__ AM | | | | | |
| __:__ AM | | | | | |
| __:__ PM | | | | | |
| __:__ PM | | | | | |

SATURDAY

| TIME | BLOOD PRESSURE | | PULSE HEART RATE | WEIGHT | BLOOD SUGAR MEASUREMENTS (mg/dL) |
|---|---|---|---|---|---|
| | SYSTOLIC (UPPER) | DIASTOLIC (LOWER) | | | |
| __:__ AM | | | | | |
| __:__ AM | | | | | |
| __:__ PM | | | | | |
| __:__ PM | | | | | |

SUNDAY

| TIME | BLOOD PRESSURE | | PULSE HEART RATE | WEIGHT | BLOOD SUGAR MEASUREMENTS (mg/dL) |
|---|---|---|---|---|---|
| | SYSTOLIC (UPPER) | DIASTOLIC (LOWER) | | | |
| __:__ AM | | | | | |
| __:__ AM | | | | | |
| __:__ PM | | | | | |
| __:__ PM | | | | | |

WEEKLY NOTES:

_____
_____
_____
_____
_____
_____